中医经典名著临证精解丛书（疫病篇）

总主编 杨 进 魏凯峰

『温疫论』临证精解

杨 进 编著

中国健康传媒集团
中国医药科技出版社

内 容 提 要

《温疫论》是我国第一部系统论述温疫的专著，被称为"疫病第一书"，为我国明末苏州著名医学家吴有性（字又可）所著，约成书于1642年。全书分上下两卷，不仅对疫病的病因、发病条件、传染方式、病理变化等方面提出了许多独到的见解，而且在疫病的诊断、治疗等方面也有许多创建，对后世中医温病学的形成和发展有重要的影响。本次整理选取底本版本精良，对书中条文进行注释、提要和精解，并加入重点方剂的临床运用医案，附有按语解读。本书有助于临床医生更好地学习中医温病理论，对指导临床治疗温病、提高临床疗效具有重要意义。

图书在版编目（CIP）数据

《温疫论》临证精解 / 杨进编著 . — 北京：中国医药科技出版社，2024.9
（中医经典名著临证精解丛书）
ISBN 978-7-5214-4823-8

Ⅰ . R254.3

中国国家版本馆 CIP 数据核字第 2024VK1964 号

美术编辑　陈君杞
版式设计　也　在

出版　**中国健康传媒集团** | 中国医药科技出版社
地址　北京市海淀区文慧园北路甲 22 号
邮编　100082
电话　发行：010-62227427　邮购：010-62236938
网址　www.cmstp.com
规格　710×1000mm $\frac{1}{16}$
印张　7 $\frac{1}{2}$
字数　138 千字
版次　2024 年 9 月第 1 版
印次　2024 年 9 月第 1 次印刷
印刷　河北环京美印刷有限公司
经销　全国各地新华书店
书号　ISBN 978-7-5214-4823-8
定价　**35.00 元**

获取新书信息、投稿、为图书纠错，请扫码联系我们。

丛书编委会

总主编 杨　进　魏凯峰

编　者（按姓氏笔画排序）

马晓北（中国中医科学院）

付丽媛（南京中医药大学）

朱　平（南京中医药大学）

朱　虹（扬州大学医学院）

刘　涛（南京中医药大学）

刘兰林（安徽中医药大学）

杨　进（南京中医药大学）

赵岩松（北京中医药大学）

龚婕宁（南京中医药大学）

魏凯峰（南京中医药大学）

序

　　中医学是伟大宝库，是中华民族优秀文化代表之一，历经 2000 余年的发展，经久不衰。在其发展过程中，经历了数百次的瘟疫病的流行，在与这些疾病作斗争的过程中，积累了丰富的临床经验，形成了独特的理论体系，编写了大量专著，能有效指导临床防治疫病，为中华民族的繁衍生息做出了卓越贡献。特别是在近十几年来传染性非典型肺炎（SARS）、甲型流感病毒感染、新冠病毒感染等疫病肆虐时，中医药在防治方面发挥了重要作用。

　　为了更好地传承中医药，防治疫病，我们组织编写了《中医经典名著临证精解丛书》（疫病篇），选取中医疫病经典名著，加以注释、精解。同时选取古今临床医案，结合按语评注，示人以法，使读者在学习理论的同时，掌握常用方剂的辨证运用方法，学会理论的临床运用方法，提升读者临床辨治思维。本套丛书的出版有助于系统整理中医学辨治疫病的理论与治法方药，对于中医疫病学辨治理论体系的完善、提高临床防治疫病的水平具有重要指导作用。

　　丛书编写组成员来自南京中医药大学、中国

中医科学院、北京中医药大学、安徽中医药大学、扬州大学医学院等单位。江苏省苏南地区为中医温病、疫病理论发源地，南京中医药大学温病学教研室已故温病学名家孟澍江教授为现代温病学奠基人，编写了高等中医药教育最早的一批温病学教材，长期以来编写出版了大量的温病、疫病专著，具有深厚的学术积淀及丰富的编写经验。中国中医科学院、北京中医药大学温病学名家辈出，如赵绍琴教授、方药中教授、孔光一教授等，都在我国温病学理论形成、教学及人才培养中做出了巨大贡献。安徽中医药大学、扬州大学医学院受新安医派、孟河医派、山阳医派等中医学术流派的影响，形成了独到的中医温病、疫病理论，积累了丰富的临床经验。本丛书编写人员为各单位学科带头人及专业负责人，具有较高的学术水平及深厚的临床功底，确保了丛书的编写质量及学术水平。

本套丛书选取明清时期部分经典中医疫病名著及专著，结合临床实践进行校勘、分析、点评，具有版本精良、校勘细致、内容实用、点评精深的特点。多年来编写组成员已经点校出版了一批中医药古籍，积累了一定的编写经验，在本套丛书的编写过程中亦反复斟酌，但难免有不足之处，亟盼中医同行专家及广大读者给予批评指正。

首批国家级教学名师

全国名老中医药专家传承工作室指导老师　杨　进

全国名老中医药专家学术经验继承工作指导老师

2024 年 2 月

前　言

　　《温疫论》由明末著名医学家吴有性所著，约成书于1642年。吴有性，字又可，今江苏吴县人。生卒年代众说纷纭，《中国医籍提要》载其生于1582年，卒于1652年。吴氏所生活的时代，正值社会动乱、遍地灾荒、瘟疫流行。瘟疫不仅波及面广，而且死亡率甚高。据《吴江县志》记载，在1642年，当地连年流行温疫，达到了"一巷百余家，无一家仅免；一门数十口，无一口仅存者"的严重地步。当时许多医生对这种瘟疫的认识不足，多误认为是伤寒而以治伤寒之法治温疫，造成了"枉死者不可胜计"的严重后果，以致有"不死于病而死于医"之叹。故吴氏"静心穷理，格其所感之气、所入之门、所受之处，及其传变之体，平日所用历验方法"，在继承前人学术成就的基础上，通过自己的大量临床实践，对疫病的病因、邪犯部位、病机演变、传变规律有了深入的认识，并总结了对该病的诊治方法，编著了《温疫论》，作为我国第一部系统论述温疫的专著，被称为"疫病第一书"。《温疫论》全面论述了温疫的因证脉治，使其从传统的伤寒学体系中独立出来，在理论证治上有许多重大的突破，提出了一系列新的见解和诊断治疗的方法，在中医外感热病学中独树一帜，成为温病学派的开创者，并为清代温病学的形成打下了重要的基础。

《温疫论》分上、下二卷，上卷论温疫的病因、特点、主要的证治等，下卷多侧重于理论方面的阐述，也论及一些病证、兼夹证、变证的治疗。吴氏在《温疫论》中全面、系统地论述了温疫的病因、发病条件、传染方式、病变趋势、临床表现、诊断方法、治疗方法和选方用药等。对于温疫的病因，在前人"乖戾之气"引起温疫的认识基础上，明确提出了"杂气"是导致疫病发生的原因，其中致病力特别强的又称为疠气（戾气），否认了传统认为是六淫引起疫病和王叔和等人提出的"非其时有其气"而导致疫病发生的观点。揭示了杂气侵袭人体的途径，即邪"从口鼻而入"，包括外邪通过呼吸道和消化道两种途径侵犯人体。提出杂气致病有特异的定位性、物种的选择性，指出杂气侵入人体后到发病有一个潜伏期。吴氏提出温疫与伤寒有很大不同。如临床上真正的伤寒较少见，而"温疫多于伤寒百倍"；伤寒发病多有受寒史，没有传染性，而时疫发病经常无明显的触发原因，并有传染性；伤寒感邪后立即发病，如见斑疹为病情转危之象，而时疫感邪后每过一时期才发病，起病时多淹缠不著，若见斑疹为邪有出路，病情每可减轻；伤寒初起每见表证，故治以发表，时疫初起为邪在膜原，治疗应以疏利透达为主等。在具体的证治方面，提出了一些新的观点和方法。如温疫初起，病邪多伏于膜原，然后有表里之间的传变，即所谓"九传"。当邪伏膜原时，创造了宣透膜原法，立达原饮。同时，也吸取了许多伤寒学中的精华，其中最突出的是对攻下法作用和具体运用的阐述。吴氏在"逐邪为第一要义"的思想指导下，提出"勿拘下不厌迟"之说，主张"急证急攻"。其深刻地分析了邪、热、结粪间的关系，提出"邪为本，热为标，结粪又其标也"。他还指出攻下有"一窍通诸窍皆通，大关通而百关尽通"的作用，因而用攻下法可以治疗里气壅滞所造成的无汗者、斑不透者、小便不通者等。此外，吴氏还提出攻下应逐邪务尽，对于攻下后邪未尽或复聚者可以反复攻下，特别是对正气、阴液不足而有腑实证者制订了一些攻补兼施之方。吴氏还强调温疫易有阴液耗伤，所以治疗中应注意顾护津液，疫病后期尤当重视养阴，即"解后宜养阴，忌投参术"。这些论述为温疫的诊断治疗自成体系打下了基础，也丰富和发展了温病学的内容。

《温疫论》在成书后流传甚广，留下了许多版本，经鉴定确认的版本就有40余种。由于成书年代较久，最早的版本（崇祯本）已佚，经反复辗转传抄，内容上存在不同程度的脱漏衍误。本书以1691年的石楷校本为底本，张以增的点评本和郑重光补注本为参校本，内容较完整。各卷名称和顺序按原书不变，对原书条文及注释内容进行了校注。各条文下设【注释】【提要】【精解】及【医案举隅】等内容，对重点、难点内容进行阐释，并对常用方剂选取典型医案并加以评述，以供读者学习相关方剂临床用法。凡方药中涉及国家禁猎及保护动物（如虎骨、犀角等）之处，为保持内容的原貌，未予改动。但在临床应用时，应使用相关代用品。

现代疫病仍然是威胁人类健康生命和社会发展的重要疾病，在传染性非典型肺炎（SARS）、甲型流感、新冠病毒感染等疫病先后大规模流行的现实面前，我们更有必要认真研究中医学中的疫病学理论和诊治方法，而《温疫论》是其中最有代表性的文献，值得我们进行深入探讨。在与现代流行的各种急性传染病的斗争中，广大的中医药工作者运用《温疫论》的理论和方药，在临床上取得了较好的效果，这充分证明了《温疫论》所具有的重要学术和实用价值。希望《温疫论临证精解》的编写出版能帮助读者系统掌握吴有性疫病理论及临床诊治方法，加深对疫病及温病学理论的理解，同时提高温热病、疫病临床诊治水平。

因时间有限，书中难免有不足或疏漏之处，敬请各位读者提出宝贵意见。

编者
2024 年 5 月

目　录

自叙 ……………………………………………………… 1

上卷 ……………………………………………………… 3

原病 ………………… 3

温疫初起 ……………… 6

　达原饮 ……………… 6

传变不常 …………… 10

急证急攻 …………… 11

表里分传 …………… 12

　三消饮 …………… 12

热邪散漫 …………… 13

　白虎汤 …………… 13

内壅不汗 …………… 15

下后脉浮 …………… 16

下后脉复沉 ………… 16

邪气复聚 …………… 17

下后身反热 ………… 17

下后脉反数 ………… 18

因证数攻 …………… 19

病愈结存 …………… 20

　下格 …………… 20

注意逐邪勿拘结粪 ………… 21

　大承气汤 …………… 22

　小承气汤 …………… 22

　调胃承气汤 ………… 22

蓄血 …………………… 25

　桃仁承气汤 ………… 26

　犀角地黄汤 ………… 26

　抵当汤 ……………… 26

发黄 …………………… 29

　茵陈汤 ……………… 29

邪在胸膈 ……………… 30

　瓜蒂散 ……………… 30

辨明伤寒时疫 ………… 31

发斑战汗合论 ………… 33

战汗 …………………… 33

　芍药汤 ……………… 34

自汗 …………………… 35

盗汗 …………………… 36

柴胡汤 ················· 36
黄芪汤 ················· 36
狂汗 ····················· 37
发斑 ····················· 37
托里举斑汤 ··········· 37
数下亡阴 ··············· 38
解后宜养阴忌投参术 ··· 38
清燥养荣汤 ··········· 39
柴胡养荣汤 ··········· 39
承气养荣汤 ··········· 39
蒌贝养荣汤 ··········· 39
用参宜忌有前利后害之不同 ··· 40
下后间服缓剂 ·········· 41
柴胡清燥汤 ··········· 42
下后反痞 ··············· 42
参附养营汤 ··········· 42
下后反呕 ··············· 43
半夏藿香汤 ··········· 43
夺液无汗 ··············· 43
补泻兼施 ··············· 44
黄龙汤 ················· 44

人参养营汤 ··········· 45
药烦 ····················· 48
停药 ····················· 48
虚烦似狂 ··············· 48
神虚谵语 ··············· 49
夺气不语 ··············· 50
老少异治 ··············· 50
妄投破气药论 ·········· 51
妄投补剂论 ············· 52
妄投寒凉药论 ·········· 52
大便 ····················· 54
六成汤 ················· 55
七成汤 ················· 55
小便 ····················· 56
猪苓汤 ················· 57
桃仁汤 ················· 57
前后虚实 ··············· 59
脉厥 ····················· 60
脉证不应 ··············· 60
体厥 ····················· 61
乘除 ····················· 62

下卷 ··· 64

杂气论 ··················· 64
论气盛衰 ··············· 66
论气所伤不同 ·········· 67
蛔厥 ····················· 68
呃逆 ····················· 68
似表非表 似里非里 ··· 69
论食 ····················· 70

论饮 ····················· 71
四苓汤 ················· 71
损复 ····················· 73
标本 ····················· 73
行邪伏邪之别 ·········· 74
应下诸症 ··············· 75
应补诸症 ··············· 77

论阴证世间罕有 …………… 77

论阳证似阴 …………… 78

舍病治药 …………… 79

舍病治弊 …………… 80

论轻疫误治每成痼疾 …………… 80

肢体浮肿 …………… 81

服寒剂反热 …………… 82

知一 …………… 83

四损不可正治 …………… 84

劳复、食复、自复 …………… 85

　安神养血汤 …………… 85

感冒兼疫 …………… 85

疟疫兼证 …………… 86

温疟 …………… 86

疫痢兼证 …………… 87

　槟芍顺气汤 …………… 87

妇人时疫 …………… 88

妊娠时疫 …………… 89

小儿时疫 …………… 89

　小儿太极丸 …………… 90

主客交 …………… 90

　三甲散 …………… 91

调理法 …………… 92

统论疫有九传治法 …………… 93

正名 …………… 95

《伤寒例》正误 …………… 96

诸家温疫正误 …………… 99

方名索引 …………………… 104

自　叙

【原文】温疫[1]之为病，非风、非寒、非暑、非湿，乃天地间别有一种异气所感，其传有九，此治疫紧要关节。奈何自古迄今，从未有发明者。仲景虽有《伤寒论》，然其法始自太阳，或传阳明，或传少阳，或三阳竟自传胃。盖为外感风寒而设，故其传法与温疫自是迥别。嗣后论之者纷纷，不止数十家，皆以伤寒为辞。其于温疫症则甚略之。是以业医者所记所诵，连篇累牍俱系伤寒，及其临证，悉见温疫，求其真伤寒百无一二。不知屠龙之艺虽成而无所施[2]，未免指鹿为马[3]矣。余初按诸家，咸谓"春、夏、秋皆是温病，而伤寒必在冬时"。然历年较之，温疫四时皆有。及究伤寒，每至严寒，虽有头疼、身痛、恶寒、无汗、发热，总似太阳证，至六七日失治，未尝传经。每用发散之剂，一汗即解。间有不药亦自解者，并未尝因失汗以致发黄、谵语、狂乱、胎刺[4]等证。此皆感冒肤浅之病，非真伤寒也。伤寒、感冒，均系风寒，不无轻重之殊。究竟感冒居多，伤寒希有。况温疫与伤寒，感受有霄壤之隔。今鹿马攸分，益见伤寒世所绝少。仲景以伤寒为急病，仓卒失治，多致伤生，因立论以济天下后世，用心可谓仁矣。然伤寒与温疫，均急病也。以病之少者，尚谆谆告世。至于温疫多于伤寒百倍，安忍反置勿论？或谓温疫之证，仲景原别有方论，历年既久，兵火湮没，即《伤寒论》乃称散亡之余，王叔和立方造论，谬称全书。温疫之论，未必不由散亡也明矣。崇祯辛巳[5]，疫气流行，山东、浙省、南北两直，感者尤多，至五六月益甚，或至阖门传染。始发之际，时师误以伤寒法治之，未尝见其不殆也。或病家误听七日当自愈，不尔，十四日必瘳，因而失治。有不及期而死者；或有妄用峻剂，攻补失叙而死者。或遇医家见解不到，心疑胆怯，以急病用缓药，虽

1

不即受其害，然迁延而致死，比比皆是。所感轻者，尚获侥幸；感之重者，更加失治，枉死不可胜记。嗟乎！守古法不合今病，以今病简古书，原无明论，是以投剂不效，医者彷徨无措，病者日近危笃。病愈急，投药愈乱。不死于病，乃死于医；不死于医，乃死于圣经之遗亡也。吁！千载以来，何生民不幸如此。余虽固陋，静心穷理，格其所感之气、所入之门、所受之处，及其传变之体，并平日所用历验方法，详述于左，以俟高明者正之。

时崇祯壬午^[6]仲秋 姑苏洞庭吴有性书于淡淡斋

【注释】

[1] 温疫：为感受疫邪而发生的多种急性传染病的总称，又称时疫。温疫是指疫病中具有温热性质者，以有别于其他疫病。

[2] 屠龙之艺虽成而无所施：比喻学了高超的技术却无处可以施展。

[3] 指鹿为马：比喻颠倒黑白，混淆是非。

[4] 胎刺："胎"同"苔"，指舌苔，以下同。胎刺指舌苔干燥起刺。

[5] 崇祯辛巳：即公元 1641 年。

[6] 崇祯壬午：即公元 1642 年。

【提要】该书的自序强调了温疫与伤寒的不同，指出对温疫的治疗不能完全套用《伤寒论》的方法。文中明确提出了温疫的病因是"别有一种异气"，而有关这方面的内容在本书"原病""杂气论""论气盛衰""论气所伤不同""《伤寒例》正误"等多节中还有许多论述，可以互相参照。

【精解】文中指出当时有的医生拘泥于《伤寒论》内容，造成了不良的后果，认为治疗温疫应根据其临床表现采取更多的治疗方法，这是有积极意义的。但吴氏认为《伤寒论》"为外感风寒而设"，所以《伤寒论》中的治法就不能用于温疫，并推断张仲景诊治温疫之书已散失，这些看法并不全面。因《伤寒论》中也有治疗里热炽盛、热结肠腑、阴虚热化、热瘀互结、水热互结等温疫病常见症状的内容，而《温疫论》中也大量运用了《伤寒论》中白虎汤、诸承气汤等许多方剂。可见《温疫论》的理论证治内容有许多也是在《伤寒论》的基础上进一步发展而形成的。

上卷

原病

【原文】病疫之由，昔以为非其时有其气，春应温而反大寒，夏应热而反大凉，秋应凉而反大热，冬应寒而反大温，得非时之气，长幼之病相似以为疫。余论则不然。夫寒热温凉乃四时之常，因风雨阴晴，稍为损益，假令秋热必多晴，春寒因多雨，较之亦天地之常事，未必多疫也。

伤寒与中暑，感天地之常气；疫者，感天地之厉气。在岁有多寡，在方隅有厚薄，在四时有盛衰。此气之来，无论老少强弱，触之者即病。邪自口鼻而入，则其所客，内不在脏腑，外不在经络，舍于伏脊[1]之内，去表不远，附近于胃，乃表里之分界，是为半表半里，即《针经》[2]所谓横连膜原[3]是也。胃为十二经之海，十二经皆都会于胃，故胃气能敷布于十二经中，而荣养百骸、毫发之间，弥所不贯。凡邪在经为表，在胃为里。今邪在膜原者，正当经胃交关之所，故为半表半里。其热淫之气浮越于某经，即能显某经之证。如浮越于太阳，则有头项痛、腰痛如折；如浮越于阳明，则有目痛、眉棱骨痛、鼻干；如浮越于少阳，则有胁痛、耳聋、寒热、呕而口苦。大概观之，邪越太阳居多，阳明次之，少阳又其次也。邪之所着，有天受，有传染，所感虽殊，其病则一。

凡人口鼻之气，通乎天气，本气充满，邪不易入，本气适逢亏欠，呼吸之间，外邪因而乘之。昔有三人，冒雾早行，空腹者死，饮酒者病，饱食者不病。疫邪所着，又何异耶？若其年气来盛厉，不论强弱，正气稍衰者，触之即病，则又不拘于此矣。其感之深者，中而即发；感之浅者，邪不胜正，未能顿发，或遇饥饱劳碌，忧思气怒，正气被伤，邪气始得张溢，营卫运行之机，乃为之阻，吾身之阳气，因而屈曲，故为病热。其始也，格阳[4]于内，不及于表，故先凛凛恶寒，甚则四肢厥逆。阳气渐积，郁极而通，则厥回而中外皆热。至是但热而不恶寒者，因其阳气之周也。此际应有汗，或反无汗者，存乎邪结之轻重也。即便有汗，乃肌表之汗。若外感在经之邪，一汗而解。今邪在半表半里，表虽有汗，徒损真气，邪气深伏，何能得解？必俟其伏邪[5]渐退，表气潜行于内，乃作大战，精气自内由膜中以达表，振战止而复热。此时表里相通，故大汗淋漓，衣被湿透，邪从汗解，此名战汗。当即脉静身凉，神清气爽，划然而愈。然有自汗而解者，但出表为顺，即不药亦自愈也。伏邪未退，所有之汗，止得卫气渐通，热亦暂减，逾时复热。午后潮热者，至是郁甚，阳气与时消息也。自后加热而不恶寒者，阳气之积也。其恶寒或微或甚，因其人之阳气盛衰也。其发热或久或不久，或昼夜纯热，或黎明稍减，因其感邪之轻重也。

疫邪与疟仿佛。但疟不传胃，惟疫乃传胃。始则皆先凛凛恶寒，既而发热，又非若伤寒发热而兼恶寒也。至于伏邪动作，方有变证。其变或从外解，或从内陷。从外解者顺。从内陷者逆。更有表里先后不同：有先表而后里者，有先里而后表者，有但表而不里者，有但里而不表者，有表里偏胜者，有表里分传者，有表而再表者，有里而再里者，有表里分传而又分传者。从外解者，或发斑，或战汗、狂汗、自汗、盗汗；从内陷者，胸膈痞闷，心下胀满，或腹中痛，或燥结便秘，或热结旁流，或协热下利，或呕吐、恶心、谵语、舌黄、舌黑、苔刺等证。因证而知变，因变而知治。此言其大略，详见脉证治法诸条。

【注释】

[1]伏脊：又称"伏膂""夹脊"，指脊柱两旁的部位。

[2]针经：一般认为即指《黄帝内经·灵枢》。

[3]横连膜原：语出《素问·疟论》："邪气内薄于五脏，横连膜原。"《温疫论》中所说的膜原是指半表半里。

[4]格阳：指阳气被格阻，与阴盛格阳的概念不同。

[5]伏邪：指舍于膜原之邪，与伏气温病之伏邪概念不同。

【提要】本节主要讨论温疫的病因,明确提出温疫的发生是感受了厉气(疬气)而发病。病初邪犯于膜原,传染途径是从口鼻而入,温疫发生与人体正气的强弱有关。同时还讨论了温疫的临床表现、病变机制及传变方式,并涉及了温疫病的预后判断及与其他某些外感热病的鉴别等。

【精解】本节概括地介绍了温疫病的主要特点。

关于温疫的病因,吴氏认为是感受了"厉气"(即前所述"别有一种异气")而非气候异常,并提出了"厉气"致病的周期性、地域性、季节性。即疫病的流行每年有程度轻重之分,不同地区发病多少亦有区别,各个季节的发病情况亦有差异。同时又指出了人群对疫气具有普遍易感性,即"无论老少强弱,触之者即病"。其次,吴氏又指出了疫气系从口鼻而入,侵袭人体则伏于膜原。其中"天受"者为感受天地间之疫气,"传染"者为感受病疫者的疫气。

而疫病的发生与正气不足有关,即"本气充满,邪不易入,本气适逢亏欠,呼吸之间,外邪因而乘之"。但有时疫气的性质也可起到主导作用,即疫气"盛厉"时,"不论强弱,正气稍衰者,触之即病",说明疫病的发生不能拘执"正气存内,邪不可干",体质较强者也有可能感染疫气而发病。这就提示疫病的发生,外因有时也可起到决定性的作用。吴氏这种对疫病发生的内因和外因的认识是比较深刻的。

文中所说的膜原的部位,吴氏提出"内不在脏腑,外不在经络,舍于伏脊之内,去表不远,附近于胃"。实质上,这里所说的膜原是一个病机概念,即"半表半里"。吴氏认为疫病初起时既不是邪犯皮毛的太阳证,也没有明显的脏腑病变表现,故属半表半里。但又与《伤寒论》中小柴胡汤证之半表半里不同,故借《内经》中膜原之名而称为邪伏膜原。当然,吴氏所说的邪伏膜原仅是他所观察到当时流行的那种疫病初起时的表现,并非所有的疫病或温疫初起都是邪伏膜原。

吴氏还提出了疫病的传变有"九传",即初起时邪伏膜原,又可以出现三阳经的表证。如伏邪不退而向里传变,则有各种里证出现。对于疫病之预后,吴氏提出"从外解者顺,从内陷者逆",并总结了"外解"与"内陷"的各种临床表现。这里吴氏所说的"顺逆"各种临床表现并不是绝对代表了病情的轻重。以发斑而言,并非所有疫病见斑均为顺象,或不发斑就非顺象;以汗出而言,自汗淋漓而肢厥、脉微者当注意有无亡脱之变,不能均视为顺象;以胸膈痞闷、心下胀满、便秘、下利等症状而言,也并非皆属逆象。所以顺逆的判断必须结合全身表现进行综合分析。

另外,吴氏还提出疫病与伤寒的鉴别要点,即伤寒初起时邪在表发热兼恶寒，可以一汗而解，疫病初起邪在半表半里，寒热之势起伏，即使自汗而不得解，必待战汗后而解。而疫病初起时似与疟病相似，但疟病不传胃，不会出现胃热亢盛或胃腑热结，而疫邪不解必传入胃。

温疫初起

【原文】温疫初起，先憎寒而后发热，日后但热而无憎寒也。初得之二三日，其脉不浮不沉而数，昼夜发热，日晡益甚，头疼身痛。其时邪在伏脊之前，肠胃之后，虽有头疼身痛，此邪热浮越于经，不可认为伤寒表证，辄用麻黄、桂枝之类强发其汗。此邪不在经，汗之徒伤表气。热亦不减。又不可下，此邪不在里，下之徒伤胃气，其渴愈甚。宜达原饮。

达原饮

槟榔二钱　厚朴一钱　草果仁五分　知母一钱　芍药一钱　黄芩一钱
甘草五分

上用水二盅，煎八分，午后温服。

按：槟榔能消能磨，除伏邪，为疏利之药，又除岭南瘴气；厚朴破戾气所结；草果辛烈气雄，除伏邪盘踞。三味协力，直达其巢穴，使邪气溃败，速离膜原，是以为达原也。热伤津液，加知母以滋阴；热伤营气，加白芍以和血；黄芩清燥热之余；甘草为和中之用。以后四味，不过调和之剂，如渴与饮，非拔病之药也。

凡疫邪游溢诸经，当随经引用，以助升泄。如胁痛、耳聋、寒热、呕而口苦，此邪热溢于少阳经也，本方加柴胡一钱；如腰背项痛，此邪热溢于太阳经也，本方加羌活一钱；如目痛、眉棱骨痛、眼眶痛、鼻干不眠，此邪热溢于阳明经也，本方加干葛一钱。

证有迟速轻重不等，药有多寡缓急之分，务在临时斟酌，所定分两，大略而已，不可执滞。间有感之轻者，舌上白胎亦薄，热亦不甚，而无数脉，其不传里者，一二剂自解；稍重者，必从汗解。如不能汗，乃邪气盘踞于膜原，内外隔绝，表气不能通于内，里气不能达于外，不可强汗。或者见加发散之药，便欲求汗，误用衣被壅遏，或将汤火熨蒸，甚非法也。然表里隔绝，此时无游溢之邪在经，三阳加法不必用，宜照本方可也。感之重者，舌上胎如积粉，满布无隙，服汤后不从汗解，而从内陷者，舌根先黄，渐至中央，邪渐入胃，此三消饮[1]证。若脉长洪而数，大汗多渴，此邪气适离膜原，欲表未表，此白虎汤证。如舌上纯黄色，兼之里证，为邪已入胃，此又承气汤证也。有两三日即溃[2]而离膜原者；有半月十数日不传者，有初得之四五日，淹淹摄摄[3]，五六日后陡然势张者。凡元气胜者毒易传化，元气薄者邪不易化，即不易传。设遇他病久亏，适又微疫，能感不能化，安望其传？不传则邪不去，邪不去则病不瘳，延缠日久，愈沉愈伏，多致不起。时师误认怯证，日进参芪，愈壅愈固，不死休也。

【注释】

[1]三消饮：方见"表里分传"节。

[2]溃：指疫邪从膜原外出。

[3]淹淹摄摄：淹淹为滞留、迟缓意，摄摄为收敛不显意。淹淹摄摄指病情表现不显著。

【提要】本节主要讨论温疫病初起邪在膜原的临床表现、治疗宜忌和具体的治法方药以及邪伏膜原的传变趋势。

【精解】邪在膜原证见于温疫病初起，病情有轻重之分：病轻者苔薄白，身热不甚，脉不数，易解；病重者白苔厚如积粉，满布舌面，身热甚而脉数，须战汗而解；更甚者可内陷而传胃，又可兼见三阳经表证。其治疗原则是直达病邪巢穴，使邪气溃败、速离膜原，即疏利透达，用方达原饮，而临床运用时可视具体情况而予加减。后世对该方也有一些加减，如薛生白《湿热病篇》中治疗寒热如疟的湿热阻遏膜原证，用本方去知母、芍药、黄芩，加柴胡、藿香、苍术、半夏、干菖蒲、滑石等味，雷少逸《时病论》中宣透膜原法用本方去知母、芍药，加藿香、半夏等。温疫初起治疗忌辛温发汗解表，也不可攻下，误下则徒伤胃气。对于兼见三阳经表证者，不可采用衣被壅遏或汤火熨蒸之法来强迫发汗。温疫病的传变与疫邪的轻重及治疗是否得当有关。文中提出邪伏膜原传变有"迟速"不同：有的二、三日即传变，有的经半月十数日不传，有的开始四五日病情不著，后陡然邪热嚣张，这比较符合湿热性温病的发病特点。近年流行的新冠病毒感染患者有一些在发病初起会出现类似邪伏膜原的症状，在治疗时往往也用疏透膜原之法，以达原饮加减。

【医案举隅】

案1 付某，女，47岁。2020年2月4日初诊。

[病史]间断发热2天。患者2020年1月15日与家人一起驾车至湖北省广水市家中，居家2周后返京。自2月2日开始出现发热，最高体温38℃，伴轻度恶寒，无咳嗽、咳痰，无胸闷、喘憋，无恶心、呕吐，无腹痛、腹泻，就诊于北京天坛医院发热门诊。查血常规示白细胞总数正常，淋巴细胞0.152，

中性粒细胞 0.726；胸部 CT 提示双肺胸膜下片状磨玻璃密度影及纤维条索，符合新型冠状病毒感染性肺炎表现；咽拭子及痰标本新型冠状病毒核酸检测均为阳性。考虑新型冠状病毒感染性肺炎，收入北京市丰台中西医结合医院隔离病房。刻下：低热，体温 37.5℃，轻度恶寒，口苦，咽部不适，腰部酸痛，纳差，睡眠尚可，大便不成形，小便可，舌暗苔白腻，脉弦滑。西医诊断为新型冠状病毒感染性肺炎（普通型），治疗予抗病毒及对症支持治疗。

［诊断］疫病，证属寒湿郁肺、胆胃不和。

［治法］治以调和营卫、和解少阳、芳香化浊。

［方药］达原饮、小柴胡汤、葛根汤加减。槟榔 10g，草果 10g，厚朴 10g，苍术 10g，广藿香 10g，醋柴胡 12g，黄芩 10g，茵陈 30g，葛根 30g，麻黄 5g，桂枝 9g，白芍 10g，法半夏 9g，鸡内金 15g，生甘草 6g。5 剂。颗粒剂，冲服，日 1 剂，早晚饭后各温服 200ml。

二诊（2 月 9 日）：患者无发热，偶有恶寒，腰部酸痛较前明显缓解，仍诉口干、口苦，饭后胃部轻度胀满，偶有盗汗，白天有潮热，眠差，晨起大便已成形，舌淡红苔稍腻，脉略滑。血常规示中性粒细胞百分比正常，淋巴细胞百分比 21.6%。胸部 CT 示：双侧胸膜下片状磨玻璃密度影范围减小，部分吸收好转。咽拭子、痰新型冠状病毒核酸检测均转阴。

［诊断］辨证为湿邪郁肺、胆胃不和、脾虚湿盛。

［治法］治以健脾化湿、和解少阳、理气和胃，方选达原饮、平胃散合小柴胡汤加减。

［方药］槟榔 10g，草果 10g，厚朴 10g，苍术 10g，枳实 10g，陈皮 15g，白芍 15g，醋柴胡 12g，黄芩 10g，茵陈 30g，桂枝 9g，香附 15g，浮小麦 20g，炒鸡内金 15g，焦山楂 10g。7 剂，颗粒剂，服法同前。

三诊（2 月 16 日）：患者无发热，恶寒已消失，腰部酸痛基本缓解，诉口苦较前减大半，盗汗亦减轻，无胃部不适感，自觉周身乏力，仍有轻度口干，纳眠可，大便调，舌淡红苔薄白，脉弦稍无力。复查高分辨率肺 CT 示：与 2020 年 2 月 9 日片比较，两肺磨玻璃影较前明显吸收。复查咽拭子新型冠状病毒核酸阴性，大便核酸检测亦阴性。

［诊断］疫病（恢复期），证属气阴两虚、肝肾不足、脾虚湿盛。

［治法］治以益气养阴、滋补肝肾、健脾化湿。

［方药］方选生脉散、知柏地黄汤加减。太子参 20g，麦冬 15g，五味子 10g，知母 15g，黄柏 15g，生地黄 15g，生山药 15g，山茱萸 15g，草果 10g，槟榔 10g，煅牡蛎 30g，浮小麦 20g。7 剂，颗粒剂，服法同前。

患者药后未诉明显不适，复查胸部 CT 示两肺炎症基本吸收，符合新版诊疗方案病愈出院标准，遂予出院。2 周后患者复诊，未诉特殊不适，各化验检查结果均正常。

李东方，陈音，李艳，等.达原饮加减治疗新型冠状病毒肺炎验案 2 则[J].江苏中医药，2020，52（6）：59-61.

按语：在 2020 年初开始在全球流行的新冠病毒感染，在发生之初即有中医药的介入。本案根据该病的临床表现，认为病机属寒湿郁肺、胆胃不和，但还应加上邪犯募原，否则使用达原饮就没有根据。该病案的用药符合辨证论治原则，可供临床参考。

案 2 患者，女，78 岁，2020 年 2 月 3 日上午初诊，以"低热反复 10 天伴咳嗽 5 天"为主诉。

[病史]患者 1 月 17 日外出买菜，1 月 21 日晚外出吃饭，1 月 25 日开始出现发热，稍恶寒，伴咳嗽、咽干、咽痒，体温波动在 37.5℃左右，2 月 2 日起体温波动在 38.5℃左右，血氧饱和度 87%，发热上午轻，下午重；期间自行服用阿比多尔片（每次 0.2g，每日 3 次）、盐酸莫西沙星片（每次 0.4g，每日 1 次），用家用吸氧装置自行吸氧，效果不佳。刻下：体温 38.6℃，精神差，但欲寐，咽干痛，咳嗽，气喘、动则为甚，不欲饮食，大便每日 1 次，便质稍溏，小便短少，色淡黄；舌红，苔黄厚腻，脉濡。辅助检查：白细胞计数：5.52×10^9/L，淋巴细胞绝对值：1.04×10^9/L，淋巴细胞百分比：18.80%；超敏 C 反应蛋白：45.4mg/L；新型冠状病毒核酸检测：阳性；胸部 CT（2020 年 2 月 2 日）：双肺大面积感染。

[诊断]湿温；中医辨证：脾胃湿热证（湿热俱重）；西医诊断：新型冠状病毒感染性肺炎。

[治法]清热祛湿泄浊。

[方药]方选达原饮合麻黄连翘赤小豆汤加减。麻黄 6g，连翘 20g，金银花 30g，草果 10g，槟榔 20g，厚朴 20g，藿香 15g，佩兰 10g，知母 10g，桑白皮 15g，葶苈子 30g，牛蒡子 10g，黄芩 10g，黄连 6g，贯众 15g，白芍 20g，赤小豆（碎）30g，滑石（包煎）30g。2 剂，水煎服，每日 1 剂，早、中、晚分服。同时停用阿比多尔片等其他药物。

二诊（2020 年 2 月 5 日）：诉 2 月 3 日中午服药 1 次，晚 6 点时体温 37.4℃，自觉较前舒适、有力，2 月 4 日晨起可下床行走，食纳转佳，晚 6 点时体温 36.8℃。目前精神可，咳嗽、喘息明显减轻，已无明显咽干痛及但欲寐情况，饮食较前改善，大便仍稀；舌淡红、苔白厚、表面稍黄。

［治法］予藿朴夏苓汤加减温中祛湿，兼以清热。

［方药］藿香15g，厚朴20g，草果6g，槟榔20g，法半夏15g，苦杏仁10g，淡豆豉6g，连翘15g，豆蔻15g，薏苡仁45g，猪苓20g，泽泻20g。2剂，煎服法同前。

三诊（2020年2月7日）：2剂药服完，精神佳，咳嗽、气喘及咽干痛症状已无，纳食可，二便调；舌苔较前变薄，予停药观察。2020年2月21日回访及复查，患者诸症无反复，舌苔较薄，复查新型冠状病毒核酸检测：阴性；胸部CT（2020年2月21日）与前对比，双肺炎症明显消散。遂告临床治愈。

丁瑞丛，龙清华，王平，等.运用达原饮治疗新型冠状病毒肺炎的体会［J］.中医杂志，2020，61（17）：1481-1484，1511.

按语：患者初诊时证属湿热并重，湿热蕴于脾胃，相火不降，浮于外则发热，浮于上则咽干痛。方选达原饮合麻黄连翘赤小豆汤加减，全方辛散于上，温化于中，淡渗于下，以使玄府开而湿热消散，病患得瘥。

传变不常

【原文】疫邪为病，有从战汗而解者；有从自汗、盗汗、狂汗而解者；有无汗竟传入胃者；有自汗淋漓、热渴反甚，终得战汗方解者；有胃气壅郁，必因下乃得战汗而解者；有表以汗解，里有余邪，不因他故，越三五日前证复发者；有发黄因下而愈者；有发黄因下而斑出者；有竟从发斑而愈者；有里证急，虽有斑，非下不愈者。此虽传变不常，亦疫之常变也。有局外之变者，男子适逢淫欲，或向来下元空虚，邪热乘虚陷于下焦，气道不施，以致小便闭塞，少腹胀满，每至夜即发热，以导赤散[1]、五苓[2]、五皮[3]之类，分毫不效，得大承气[4]一服，小便如注而愈者。或宿有他病，一隅之亏，邪乘宿昔所损而传者，如失血崩带，经水适来适断，心痛，疝气，痰火喘急，凡此皆非常变。大抵邪行如水，惟注者受之，传变不常，皆因人而使。盖因疫而发旧病，治法无论某经某病，但治其疫，而旧病自愈。

【注释】

[1]导赤散：《小儿药证直诀》方，由生地黄、甘草、木通、竹叶组成。

[2]五苓：即五苓散，《伤寒论》方，由桂枝、白术、泽泻、猪苓、茯苓组成。

［3］五皮：即五皮饮,《三因极一病证方论》方。由炙大腹皮、炙桑白皮、茯苓皮、生姜皮、陈皮组成。

［4］大承气：即大承气汤,《伤寒论》方,由大黄、枳实、厚朴、芒硝组成。

【提要】本节讨论温疫病发生后的各种传变情况。

【精解】温疫病的传变有邪向外解,也有邪向内传,但总不外乎"外解"与"内传"两类。还有某些特殊传变,即文中所说的"局外之变",是由于患者原有某脏腑亏损或原有某种宿疾又感受了疫邪而发生的传变。其中或因男子适行房事或素体下元亏损,疫邪可乘虚而陷入下焦,邪热闭结引起大小便闭塞不通;或原有宿疾,感受疫邪后引起宿疾发作,出现了疫病所没有的临床表现,治疗的重点是治疫病。但如疫病症状较重而宿疾发作亦甚,疫病应与宿疾兼治;如出现了大出血之类宿疾发作的危急症状,必须及时采取有效措施予以控制,决不可置之不理。

急证急攻

【原文】温疫发热一二日,舌上白胎如积粉。早服达原饮一剂,午前舌变黄色,随现胸膈满痛,大渴烦燥,此伏邪即溃,邪毒传胃也。前方加大黄下之,烦渴少减,热去六七。午后复加烦躁发热,通舌变黑生刺,鼻如烟煤,此邪毒最重,复瘀到胃,急投大承气汤。傍晚大下,至夜半热退,次早鼻黑胎刺如失。此一日之间而有三变,数日之法一日行之。因其毒甚,传变亦速,用药不得不紧。设此证不服药,或投缓剂,羁迟[1]二三日,必死。设不死,服药亦无及矣。尝见温疫二三日即毙者,乃其类也。

【注释】

［1］羁迟：淹留、耽搁之意。

【提要】文中强调对温疫病的"急证"应紧急攻下,以及早逐邪。

【精解】上述的"急证"只是指温疫病中很快出现热结胃腑证,并不包括其他各种危急病证,与现代所说的"急证"更非同一概念。对其治法：邪伏膜原而舌上白苔如积粉者,可用达原饮。服药后,病轻者邪解而愈,但邪毒重者则不能外解而愈,反而热势加重,苔转黄色,并出现胸膈满痛、大渴烦躁等症状,可用达原饮加大黄;如胃之热积已盛,腑实已成,出现烦躁、发热、舌苔焦黑起刺,鼻孔内发黑等症状,则用大承气汤以攻逐胃腑邪毒。这一治法用于湿热性温病，先投辛燥以化其湿，湿去后转手清热或通腑，后世医家每行此法，本节所论为开该法之先河。但近代临床上较少采用该法，对于湿热性温病之初起多用芳香化湿之法，较为稳妥。关于"数日之法，一日行之"，提示了对"急证"的治疗要点：一是"证急治亦急"，二是攻邪必须果断有力，三是用药不必拘于一日一剂，四是治疗不可操之过急，仍应辨证施治。但如疫邪化燥、化热，胃热之象明显，达原饮中草果、厚朴等辛燥之品不宜妄用，服后迅速出现舌苔焦黑起刺、鼻如烟煤之症，此时非但热势已极，阴液亦大耗。

表里分传

【原文】温疫舌上白胎者，邪在膜原也。舌根渐黄至中央，乃邪渐入胃。设有三阳现证，用达原饮三阳加法。因有里证，复加大黄，名三消饮。三消者，消内、消外、消不内不外也。此治疫之全剂，以毒邪表里分传，膜原尚有余结者宜之。

三消饮

槟榔　草果　厚朴　白芍　甘草　知母　黄芩　大黄　葛根　羌活　柴胡　姜枣煎服。

【提要】专论温疫表里分传的证治。

【精解】表里分传是指温疫初起时伏于膜原之邪一面外犯三阳经出现三阳经表证，同时又化热而传胃，出现胃热（主要为阳明腑实）的里证。此时膜原之邪仍可能存在，所以从病机来看，是属于表、里、半表半里同病。治用三消饮以表里双解。该方即达原饮加三阳引经药——羌活、葛根、柴胡，再加上攻里之大黄而成。文中虽称三消饮为"治疫之全剂"，但并非疫病皆可投用，只可用于湿热秽浊内盛之证，如湿浊已化热、化燥，则不宜用本方，以免助热、劫阴。在具体运用时，如表证甚者当重于解表；胃热盛者当重清泄胃热，而酌减辛燥之品；湿浊甚者应侧重于化湿，寒滞之品当慎用。如三阳表证中只见一、二经的症状，不必羌、葛、柴并用；如属胃热较盛而非热结者，大黄亦可易以石膏，宜清不宜下。

【医案举隅】

案　王某，女，8岁。

[病史] 因发热2日，伴阵发性腹痛，于1985年5月10日入院。患儿发热气粗，体温呈39.5℃，面红耳赤，咽红，腹软无压痛，便干，舌质红，舌根

黄，脉数。

[诊断]为急性上呼吸道感染。

[治法]曾给消炎、解热处理，体温如故。此乃邪毒开始入里，壅滞肠胃，遂投三消饮，仅服 1 剂，夜间汗出温降，诸证亦除。

杜国荣，晋毅英. 三消饮治疗小儿上呼吸道感染临床体会 [J]. 山西中医，1991（3）：55.

按语：小儿上呼吸道感染通常是由感受外邪引起的。服用辛温或辛凉的表解药物和西药解热镇痛剂后，体温未下降。患者的舌根开始变黄，逐渐蔓延至舌中央，可伴有腹胀、大便秘结、体内热感明显。这些都是三消饮治疗的指征，它有"消内、消外、消不内外"的功效。小儿的脾胃功能较弱，饮食不规律，容易出现积滞现象，导致热邪阻塞。当受到风寒外邪侵袭后，常常出现多次病情反复，难以治愈。三消饮中的槟榔、厚朴、草果可直接作用于病灶，驱散邪气，大黄通达腑道，疏通病结，排除热邪。同时还配合羌活、柴胡和葛根等三阳经引药，共同发挥三消的功效。

热邪散漫

【原文】温疫脉长洪而数，大渴复大汗，通身发热，宜白虎汤。

白虎汤

石膏一两　知母五钱　甘草五钱　炒米一撮　加姜煎服。

按：白虎汤辛凉发散之剂，清肃肌表气分药也。盖毒邪已溃，中结渐开，邪气分离膜原，尚未出表，然内外之气已通，故多汗、脉长洪而数。白虎辛凉解散，服之或战汗，或自汗而解。若温疫初起，脉虽数未至洪大，其时邪气盘踞于膜原，宜达原饮。误用白虎，既无破结之能，但求清热，是犹扬汤止沸也。若邪已入胃，非承气不愈，误用白虎，既无逐邪之能，徒以刚悍而伐胃气，反抑邪毒，致脉不行，因而细小。又认阳证得阴脉，妄言不治。医见脉微欲绝，益不敢议下，日惟杂进寒凉，以为稳当，愈投愈危，至死无悔。此当急投承气，缓缓下之，六脉自复。

【提要】本节讨论温疫病出现热邪散漫证时白虎汤的使用。

【精解】热邪散漫在文中是指邪热方离膜原，向外透达而尚未出表之证，即《伤寒论》中的阳明经证，为阳明无形热盛证。吴氏在本书中所说的"邪热入胃"或"疫邪入胃"往往只指阳明腑实证而不包括阳明无形热盛证在内，这是吴氏论阳明病之与众不同处。吴氏认为白虎汤属辛凉解散之剂，但与后世辛凉解表的概念不尽相同，强调白虎汤能清肃肌表气分，易误解白虎汤只清表热，而从吴氏所说来看，既见大渴、大汗、通身发热，脉长洪而数，又称"内外之气已通"，就不是单纯的表热，而是邪热充斥内外之证。本书所用的白虎汤与《伤寒论》白虎汤稍有不同，即加姜煎服，其意有二：一为取姜之辛散以助本方透热出表之力，二为取姜之温以制白虎汤中石膏、知母之寒，防伤胃气。白虎汤不可用于邪伏膜原及热结胃腑证。如邪伏膜原误用白虎，犹如扬汤止沸，而且邪伏膜原之邪属湿热秽浊，若投寒凉之剂必有遏邪难解之弊。而热结胃腑证如误用白虎，热结不得去而徒伤胃气。

【医案举隅】

案 1 张某某，女，15 岁。

[病史] 1998 年 6 月 15 日住院，诊断为系统性红斑狼疮。于 6 月 20 日中医会诊。患者 5 天前起发热，热度较高（39.0~39.5℃），早上稍退，午后较高，无汗，两手指关节疼痛，乏力，面部有红斑，心烦易躁，纳差，大小便正常。已补液抗炎对症治疗。体检：体温 39.3℃，鼻旁两侧颧部有对称性红斑，肝脾未及，舌红、苔薄黄，脉弦滑。实验室检查：血白细胞 3.8×10^9/L，血小板 9.6×10^9/L，血沉 87mm/h，血 IgG 2560mg/dl、IgA 450mg/dl、IgM 230mg/dl，类风湿因子阳性，抗核抗体阳性，LE 细胞未找到。

[诊断] 证属风湿蕴久化热。治宜清热解毒，通络利湿。

[方药] 方用白虎汤加减：生石膏、川牛膝、芦根、怀山药、生薏仁各 30g，知母、忍冬藤、地骨皮各 24g，生甘草 5g，麦冬、丹皮、蝉蜕、茜草各 10g。3 剂。浓煎，日服 2 次。服 2 剂后，体温降至 38.3℃，服完 3 剂，体温正常。

宋跃龙. 白虎汤加减治疗恶性疾病发热验案举隅 [J]. 浙江中医杂志，2002（7）：38-39.

按语： 本例为系统性红斑狼疮急性发作期，当属热痹。风寒湿郁久化热，营卫不和，经络瘀阻，气血运行不畅，故治以清热为主。本案治疗以白虎汤为主方，辅以祛风通络的忍冬藤、川牛膝、蝉蜕等，疗效可观。

案 2 欧某某，女，19 岁。

[病史] 1976 年 1 月 12 日诊：三日前开始头痛，寒热无汗，周身似被杖，咽痛，口渴，咳痰少。某医投麻桂汗之，遂大汗淋漓，大烦渴，身热灼手，时谵妄，不避亲疏，弃衣而走。更延数医，皆用氯丙嗪肌内注射，仅能安静片刻，遂邀余诊。面色红赤，气呼声高，谵语狂乱，遍体壮热（T：40.2℃），大

汗淋漓，渴欲饮水，大便三日未解，尿短赤极臭，舌红，苔黄燥，脉弦而数。

［诊断］病系春温误汗，邪热内传阳明，经腑俱热之证。

［方药］投大剂白虎：生石膏（先煎）125g，知母、大黄（后下）、川朴各30g，甘草、粳米、芒硝各15g，枳实20g。因患者拒服，又和入蜂蜜125g，尽剂。迫辰许，下恶臭屎甚多，便下四次身热渐退，汗少，安寐一昼夜。翌日言语有序，身热尽退，神清而倦，知饥索食，与稀粥一小碗，复入寐，舌润红，脉缓和。乃与竹叶石膏汤加减三剂以善后。

林上卿. 温病重症四则［J］. 浙江中医学院学报，1983（2）：48.

按语： 本例患者见大汗、大热、大渴，属阳明实热之证。其邪热盛于阳明，症状符合白虎汤证，但又见大便秘结、苔黄燥，故有燥屎内结，因而加以大承气汤泻下腑实以退热，终获良效。

内壅不汗

【原文】邪发于半表半里，一定之法也。至于传变，或出表，或入里，或半里分传，医见有表复有里，乃引经[1]论，先解其表，乃攻其里，此大谬也。尝见以大剂麻黄连进，一毫无汗，转见烦躁者，何耶？盖发汗之理，自内由中以达表。今里气结滞，阳气不能敷布于外，即四肢未免厥逆，又安能气液蒸蒸以达表？譬如缚足之鸟，乃欲飞升，其可得乎？盖鸟之将飞，其身必伏，先足纵而后扬翅，方得升举，此与战汗之义同。又如水注[2]，闭其后窍，则前窍不能涓滴，与发汗之义同。凡见表里分传之证，务宜承气先通其里，里气一通，不待发散，多有自能汗解。

【注释】

［1］经：此处指张仲景《伤寒论》。

［2］水注：古代文具名，用于注水于砚台供磨墨用，前有嘴可出水，后有一孔。

【提要】讨论热结胃腑、阳气内壅而无汗的机制及治法。

【精解】"内壅不汗"是指温疫病中出现表里分传，表里同病时，因热结胃腑，阳气结滞于内不能蒸腾津液达表，发汗而汗不得出的一种病证。但这一病证与单纯的里证阳气内壅无汗者不同，属表里同病而有三阳经表证。所以这里所论病证可看作是前述"表里分传"节的补充，而病变机制及治法不同。文中提出表里分传而无汗者先宜承气通里，使热结得下，郁遏之阳气通达，蒸腾津液达表而汗出，表证自除。若不先通其里而只解表发汗，达不到汗出邪解的目的。但这只是表里同病而以热结为主，表证不甚时所用的治法。若表邪较重，当用表里双解法。表里分传而内壅不汗者，未必都属热结胃腑，亦有阳明无形邪热内盛而外邪遏表无汗者，此时不可用攻下。后世俞根初《通俗伤寒论》中创新加白虎汤，以白虎汤加薄荷、荷叶，有辛凉透热达表之功，亦为治疗内壅不汗之法。

下后脉浮

【原文】里证下后，脉浮而微数，身微热，神思或不爽，此邪热浮于肌表，里无壅滞也，虽无汗，宜白虎汤，邪从汗解。若大下后，或数下后，脉空浮而数，按之豁然如无，宜白虎汤加人参，覆杯则汗解。下后脉浮而数，原当汗解，迁延五六日，脉证不改，仍不得汗者，以其人或自利经久，或素有他病先亏，或本病日久不痊，或反复数下，以致周身血液枯涸，故不得汗。白虎辛凉除肌表散漫之热邪，加人参以助周身之血液，于是经络润泽，元气鼓舞，腠理开发，故得汗解。

【提要】讨论温疫病攻下后热邪浮盛于肌表而无汗的证治。

【精解】"下后脉浮"是指温疫病阳明里热炽盛、热结胃腑之证攻下后腑实虽去而弥漫之热邪未尽。所以这里所说的"邪热浮于肌表"，实为邪热浮盛于内外，与单纯表热者迥然不同。其邪热有甚有不甚，此处所论为邪热不甚者，故身微热、脉浮微数，其神思或不爽则是下后精神有些委顿而已。如邪热较甚者可见身壮热，脉浮洪而数。但"下后脉浮"并不一定无汗，其中有气液充足，腠理开达而汗出者，亦有腠理郁闭或阴血亏乏而无汗者。关于白虎汤加参、不加参之别，文中提出无汗者当用白虎汤加人参，以益津液营血而汗解。但白虎汤加参不加参的依据并不仅在有汗、无汗，鉴别要点是白虎汤加人参适用于脉空浮而数，按之豁然如无者，表明邪热浮盛而气液已虚。

下后脉复沉

【原文】里证脉沉而数，下后脉浮者，当得汗解。今不得汗，后二三日脉复沉者，膜原余邪复瘀到胃也，宜更下之。更下后，脉再浮者，仍当汗解，宜白虎汤。

【提要】这是对前节"下后脉浮"的补充，论及下后脉浮未能汗解，又形成热结者的治法。

【精解】对胃腑热结证攻下后，如仍有无形邪热浮盛者，可用白虎汤使邪能从汗而解。如不能汗解，再次出现胃腑热结证，此时仍当攻下。这说明胃经无形邪热和胃腑有形热结是可能交替反复出现的，在治疗上应随之而变，不仅清后可下，下后可清，而且清后可再清，下后可再下。文中提出下证复现是"膜原余邪复瘀到胃"，属于内伏膜原之邪在二、三日后传胃而致胃腑再次热结。

邪气复聚

【原文】里证下后，脉不浮，烦渴减，身热退，越四五日复发热者，此非关饮食劳复[1]，乃膜原尚有余邪隐匿，因而复发，此必然之理。不知者每每归咎于病人，误也。宜再下之即愈。但当少与，慎勿过剂，以邪气微也。

【注释】

[1] 饮食劳复：即指食复、劳复。食复为疾病初愈，因饮食不当而导致疾病复发；劳复为疾病初愈，因过早操劳，或七情、房劳所伤，导致疾病复发。

【提要】温疫病热结胃腑证在攻下之后病情暂减，但又有下证出现而应再次攻下。

【精解】文中提出在攻下之后下证复现是膜原余邪未尽之故，而这正说明了这种温疫的病邪性质黏腻难解，吴氏所说的膜原之邪，其性质属湿热秽浊之邪，这就能理解吴氏在治疗温疫时要强调反复攻下。

"邪气复聚"和热病的食复、劳复是有区别的："邪气复聚"而致下证复现是疾病本身的传变，并非是饮食、劳累所致，即古人所说的"食复""劳复"。实际上，有一些疾病的复发也是本身的病变特点造成的，尤其是湿热性疾病尤易出现复发，古人亦将其称为"食复""劳复"。另外，"邪气复聚"造成下证复现只是复发的一种表现，并不是复发者皆会出现下证。

因文中所说的"邪气复聚"是指下证复现，所以治疗"宜再下之"。但邪气复聚的热结邪势较轻，所以攻下不可过猛，即"少与"，这是符合疾病发展规律和临床实际的。

下后身反热

【原文】应下之证，下后当脉静身凉，今反发热者，此内结开，正气通，郁阳暴伸也。即如炉中伏火，拨开虽焰，不久自息，此与"下后脉反数"义同。若温疫将发，原当日渐加热，胃本无邪，误用承气，更加发热，实非承气使然，乃邪气方张，分内之热也。但嫌下早之误，徒伤胃气耳。日后传胃再当下之。又有药烦[1]者，与此悬绝，详载本条。

【注释】

[1] 药烦：服攻下药后出现的心烦不安等反应，参本书"药烦"节。

【提要】 讨论攻下后反而身热的原因。

【精解】 本节提出"下后身反热"的原因有二：一是原来热结胃腑证邪结于内，阳气郁而不宣，因而体表热势不甚，其甚者还可出现四肢厥冷，攻下后遏伏之阳气得以宣通，故热势反而转盛，但这只是一种暂时现象，至阳气外达，体内阳气运行恢复正常后，热势即会消退，这是用药后取效向愈的现象。二是在温疫病初起并无胃腑热结，如投用承气汤攻下自然不能取效，其热势依然逐渐加重。但"下后身反热"的原因除上述两条外，如前文"下后脉沉"，下文"下后脉反数"等。

下后脉反数

【原文】 应下失下，口燥舌干而渴，身反热减，四肢时厥，欲得近火壅被，此阳气伏也。既下厥回，去炉减被，脉大而加数，舌上生津，不思水饮。此里邪去，郁阳暴伸也，宜柴胡清燥汤[1]去花粉、知母，加葛根，随其性而升泄之。此证类近白虎，但热渴既除，又非白虎所宜也。

【注释】

[1] 柴胡清燥汤：方见"下后间服缓剂"节。

【提要】 讨论热结胃腑证攻下后，因阳气宣通而脉反数的机制及治法。

【精解】 热结胃腑证没有及时攻下热结，因阳气不能外达而口燥舌干而渴，身热不甚，甚至有四肢厥冷、喜暖恶寒等假寒之象。采用下法后，气机得畅，阳气宣通得以外达，恶寒得解，脉数而浮大。因阳气宣通，能蒸化津液外润口舌，故干燥渴象得解。此时的治疗可用柴胡清燥汤去花粉、知母加葛根。方中柴胡、黄芩、陈皮、甘草、姜、枣清解其无形邪热并可达邪出表，治以"升泄"为主。文中提出柴胡清燥汤去花粉、知母等生津养阴药，是针对阴津不虚的病情。如应下失下而阴津大伤者，在攻下后也应适当投用养阴药，所以是否用养阴药，不可一概而论。

因证数攻

【原文】温疫下后二三日，或一二日，舌上复生胎刺、邪未尽也。再下之，胎刺虽未去，已无锋芒而软，然热渴未除。更下之，热渴减，胎刺脱，日后更复热，又生胎刺，更宜下之。

余里周因之者，患疫月余，胎刺凡三换，计服大黄二十两，始得热不复作，其余脉证方退也。所以凡下不以数计，有是证则投是药。医家见理不透，经历未到，中道生疑，往往遇此证，反致耽搁。但其中有间日一下者，有应连下三日四日者，有应连下二日间一日者。其中宽缓之间，有应用柴胡清燥汤者，有应用犀角地黄汤[1]者。至投承气，某日应多与，某日应少与，其间不能得法，亦足以误事，此非可以言传，贵乎临时斟酌。

朱海畴者，年四十五岁，患疫得下证，四肢不举，身卧如塑，目闭口张，舌上胎刺。问其所苦不能答，因问其子，两三日所服何药？云进承气汤三剂，每剂投大黄两许不效，更无他策，惟待日而已。但不忍坐视，更祈一诊。余诊得脉尚有神，下证悉具，药浅病深也。先投大黄一两五钱，目有时而小动。再投，舌刺无芒，口渐开能言。三剂，舌胎少去，神思稍爽。四日服柴胡清燥汤。五日复生芒刺，烦热又加，再下之。七日又投承气养荣汤[2]，热少退。八日仍用大承气，肢体自能少动。计半月，共服大黄十二两而愈。又数日，始进糜粥，调理两月平复。凡治千人，所遇此等，不过三四人而已，姑存案以备参酌耳。

【注释】

[1]犀角地黄汤：原方出《备急千金要方》，详见本书"蓄血"节。

[2]承气养荣汤：方见"解后宜养阴忌投参术"节。

【提要】温疫病在攻下后只要还有可下之证就可以反复攻下，即"数攻"。

【精解】"数攻"即后世所谓"频下"。温疫病可"数攻"，是由于这种温疫病实际上多属湿热性质，其病变以脾胃为中心，且湿性黏腻，不易速去，故需反复攻下方能尽去。后世治疗湿热之邪胶结胃肠者采用"轻法频下"，即导滞化湿通下，与吴氏用承气汤的治法有所不同。

本文提出运用"数攻"时应注意以下几点：一为"有是证则投是药""下不以数计"，即只要有邪结胃腑者就可攻下，不必拘于攻下的次数。二为"贵乎临时斟酌"，从两个病案的用药来看，"数攻"间隔时间有所不同，有时要配合清泻邪热、凉血养血之方，有时根据病情调整攻下的药物和剂量，不能一味蛮攻。三是在一般情况下"慎勿过剂"。总的来说，反复攻下既要祛邪务尽，又要顾其正气，即使"数攻"也未必都要用大承气汤，可结合后世"轻法频下"之法灵活运用。

病愈结存

【原文】温疫下后，脉证俱平，腹中有块，按之则疼，自觉有所阻而膨闷，或时有升降之气，往来不利，常作蛙声。此邪气已尽，其宿结尚未除也。此不可攻，攻之徒损元气，气虚益不能传送，终无补于治结。须饮食渐进，胃气稍复，津液流通，自能润下也。尝遇病愈后食粥半月，结块方下，坚黑如石。

【提要】讨论温疫病经下后已愈，但肠中有结粪者的表现及处理。

【精解】"病愈结存"是指温疫病已愈，疫病的症状已消失，但仍有宿结存在，所以腹中可摸到结块，稍觉胀满，时有肠鸣。至于"按之则痛"，其疼痛必不甚，除大便不畅外，别无所苦。吴氏提出这是"宿结尚未除"之故，虽可能是原因之一，但既是攻下后，肠中仍有宿结者的可能性不大。究其原因是温疫病邪热久盛，体内正气、阴液受伤，初愈时正气未盛，津液未复，故肠道津涸传送无力，大便不得通行，致成结粪。文中提出本证"不可攻，攻之徒损元气，气虚益不能传送，终无补于治结"，即这类因正气不足、脉液枯涸而引起的燥粪内结证不可攻下。其处理方法，只须恢复饮食，"胃气稍复，津液流通，自能润下"。但如结粪久而腹胀满者，也可适当采取一些治疗措施，如用养阴润肠通便，或蜜煎导等外治法，以促进结粪排出。

下格

【原文】温疫愈后，脉证俱平，大便二三旬不行，时时作呕，饮食不进。虽少与汤水，呕吐愈加，此为下格。盖下既不通，必返于上。设误认翻胃，乃与牛黄、狗宝，及误作寒气，而以藿香、丁香、二陈之类，误也。宜调胃承气[1]热服，顿下宿结及溏粪、黏胶恶物，臭不可当者，呕吐立止。所谓欲求南风，须开北牖[2]是也。呕止慎勿骤补，若少与参、芪，则下焦复闭，呕吐仍作也。此与病愈结存仿佛，彼则妙在往来蛙声一证，故不呕而能食。可见毫厘之差，遂有千里之异。按二者大便俱闭，脉静身凉，一安一危者，在乎气通气塞之间而已矣。

【注释】

［1］调胃承气：即调胃承气汤，方出《伤寒论》，详见"注意逐邪勿拘结粪"节。

［2］欲求南风，须开北牖：牖，窗户。指要想使南风吹入，应打开北面的窗户。

【提要】专论"下格"的临床表现、治疗方法及与类似病证的区别。

【精解】本书所说的下格主要表现为大便长期闭结，呕吐频繁，不能进食，食入则吐甚，是由于大便久久不行，肠道气机阻塞，胃气不能下行则上逆而致。可用调胃承气汤攻下，祛除其肠道之结，肠道气机得通，胃气则降，呕吐自可停止。同时强调指出用通下呕止后"慎勿骤补"，认为"少与参、芪，则下焦复闭"。但如下后气虚较甚，其肠道之结已祛，参芪也可酌用。其与翻胃、胃寒、病愈结存之区别：下格与翻胃、胃寒均有呕吐，但后二者属内科杂病，病程较长，下格同时有大便久闭，故不难作出区别。下格与前节所论病愈结存虽都有大便秘结，但病愈结存没有剧烈的呕吐，不会与下格混淆。但文中称下格见"脉静身凉"，只是与温疫未愈之时相对而言，既谓本证属"危"，自不大可能"脉静"。

注意逐邪勿拘结粪

【原文】温疫可下者约三十余证，不必悉具，但见舌黄，心腹痞满，便于达原饮加大黄下之。设邪在膜原者，已有行动之机，欲离未离之际，得大黄促之而下，实为开门祛贼之法，即使未愈，邪亦不以久羁。二三日后，余邪入胃，仍用小承气彻其余毒。大凡客邪贵乎早治，乘人气血未乱，肌肉未消，津液未耗，病人不至危殆，投剂不至掣肘，愈后亦易平复。欲为万全之策者，不过知邪之所在，早拔去病根为要耳。但要谅人之虚实，度邪之轻重，察病之缓急，揣邪气离膜原之多寡，然后药不空投，投药无太过不及之弊。是以仲景自大柴胡[1]以下，立三承气，多与少与，自有轻重之殊，勿拘于"下不厌迟"之说。应下之证，见下无结粪，以为下之早，或以为不应下之证，误投下药。殊不知承气本为逐邪而设，非专为结粪而设也。必俟其粪结，血液为热所搏，变证迭起，是犹养虎遗患，医之咎也。况多有溏粪失下，但蒸作极臭如败酱，或如藕泥，临死不结者，但得秽恶一去，邪毒从此而消，脉证从此而退，岂徒孜孜粪结而后行哉！假如经枯血燥之人，或老人血液衰少，多生燥结；或病后血气未复，亦多燥结。在经[2]所谓不更衣十日无所苦，有何妨害？是知燥结不致损人，邪毒之为殒命也。要知因邪热致燥结，非燥结而致邪热也。但有病久失下，燥结为之壅闭，瘀邪郁热益难得泄，结粪一行，气通而邪热乃泄，此又前后之不同。总之，邪为本，热为标，结粪又其标也。能早去其邪，安患燥结耶！

假令滞下[3]，本无结粪，初起质实，频数窘急者，宜芍药汤[4]加大黄下之。此岂亦因结粪而然耶？乃为逐邪而设也。或曰：得毋为积滞而与？余曰：非也。邪气客于下焦，气血壅滞泣[5]而为积。若去积以为治，已成之积方去，未成之积复生，须用大黄逐去其邪，是乃断其生积之源，营卫流通，其积不治而自愈矣。更有虚痢，又非此论。

或问：脉证相同，其粪有结有不结者何也？曰：原其人病至大便当即不行，续得蕴热，益难得出，蒸而为结也。一者，其人平素大便不实，虽胃家热甚。但蒸作极臭，状如黏胶，至死不结。应下之证，设引经论"初硬后必溏不可攻"之句，诚为千古之弊。

大承气汤

大黄五钱　厚朴一钱　枳实一钱　芒硝三钱

水姜煎服，弱人减半，邪微者各复减半。

小承气汤

大黄五钱　厚朴一钱　枳实一钱

水姜煎服。

调胃承气汤

大黄五钱　芒硝二钱五分　甘草一钱

水姜煎服。

按：三承气功用仿佛。热邪传里，但上焦痞满者，宜小承气汤；中有坚结者，加芒硝软坚而润燥。病久失下，虽无结粪，然多黏腻极臭恶物，得芒硝助大黄，有荡涤之能。设无痞满，惟存宿结而有瘀热者，调胃承气宜之。三承气功效俱在大黄，余皆治标之品也。不奈汤药者，或呕或畏，当为细末，蜜丸汤下。

【注释】

[1]大柴胡：即大柴胡汤，方出《伤寒论》。由柴胡、黄芩、芍药、枳实、大黄、半夏、生姜、大枣组成。可和解少阳，泻下热结。

[2]经：此处指《伤寒论》。

[3] 滞下：即痢疾。宋·严用和《济生方》："今之所为痢疾者，古所谓滞下是也。"

[4] 芍药汤：方见"战汗"节。

[5] 泣：通"涩"。

【提要】专论攻下法的作用及运用时机，着重分析了病邪、邪热、燥结三者的关系以及承气汤的功用。

【精解】文中主张疫病的治疗应及早、果断地祛除病邪，这是吴氏主要的学术观点之一。吴氏攻逐病邪的主要手段是攻下，所以明确提出"逐邪勿拘结粪""勿拘于下不厌迟"之说。强调"早治"，是由于治疗越早，病邪之势越轻，人体正气受到的侵害就越轻，所以邪较易祛除而正气易于平复。同时吴氏又指出"早治"并不是盲目投用，而必须掌握邪正双方的虚实及病邪所在部位，正如吴氏在"温疫初起"节中所说"邪不在里，下之徒伤胃气"，说明攻下法必须在辨证施治原则的指导下运用。而逐邪的方法主要是攻下，这是因为吴氏所论的温疫病多属湿热秽浊性质，其中病位在脾胃，易出现热结胃腑病证。从外感热病总的治疗原则来看，逐邪"务早、务尽"是有普通指导意义的，但逐邪的方法并不限于攻下一法。

关于邪、热、结的关系，吴氏提出"邪为本、热为标、结粪又其标也。""因邪热致燥结，非燥结而致邪热"，即指出了疫邪侵袭人体后才引起邪热亢盛，因邪热亢盛结于胃腑才会造成结粪，因而邪热是治疗的主要对象。在这一理论的基础上，提出"逐邪勿拘结粪"，即攻下的主要作用是祛除邪热，而非仅是排出结粪。同时指出"燥结不致损人，邪毒之为殒命"的论点，更强调了攻下的目的是祛除邪毒。这一论说突破了前人定论，大大扩充了攻下法的运用范围，只要有邪热郁结于胃肠，即使没有结粪也可使用攻下法。至于患者"其粪有结有不结"，与患者素体有关，但也与感受病邪性质等因素有关。如湿热性病邪在致病后每易导致湿热积滞胶结胃肠，其大便多溏而不爽，而温热性病邪致病或湿热病邪已化燥者则可形成燥结于肠腑，大便就干结。

文中提出了三承气汤的作用。吴氏指出"承气本为逐邪而设，非专为结粪而设也"，强调承气汤的主要作用是攻逐结热实邪。当然，结粪也属病邪，如结粪不去则瘀邪郁热"益难得泄"。另外，无结粪的病证一般不宜用承气，后世对溏粪蒸成极臭如败酱之证多用消导化滞通便法，并非只有承气一法。而所谓"三承气功效俱在大黄，余皆治标之品也，"是强调了大黄的攻下通便、清热解毒、活血化瘀等作用，可作为治温疫之主药，但也不能认为大黄代表了三承气的全部功效。至于文中所说可把三承气为细末制蜜丸服，其攻逐作用大减，临床甚少采用。

【医案举隅】

案 1 刘某，男，43 岁，1991 年 4 月 18 日就诊。

[病史] 患者 2 天前因饱餐后，突发上腹部持续性疼痛阵发性加剧伴恶心呕吐，疼痛向腰背部放射，畏冷，发热，口干，大便秘结，舌苔黄燥，脉弦数。体检：体温 38.8℃；上腹压痛明显，莫菲征（+）；血常规：白细胞 13×10^9/L，中性粒细胞百分比：84%；尿淀粉酶 1258 苏氏单位；B 超：急性胆囊炎。

[诊断] 证属肝气郁结，燥热壅盛。

[治法] 治宜清热泻实，疏肝理气止痛。

[方药] 方以大承气汤合四逆散加减。柴胡 9g，黄芩 15g，白芍 15g，木香 6g，枳实 9g，生大黄 9g（后入），芒硝 9g，川朴 6g，虎杖 15g，蒲公英 15g，金银花 15g，延胡索 9g。服药 2 剂后，大便已解，腹痛减轻，热已退，故以原方减木香、芒硝，加鸡内金，续服 7 剂而愈。

郑师碧，郑关毅，邓祥雄. 三承气汤化裁治疗急性病举偶 [J]. 福建中医药，1993（3）：28-30.

按语： 患者大便秘结，舌苔黄燥，一派阳明而热结之象。故以"通则不痛"为治则。以大承气汤加减，清阳明之热，以达到邪热清，腑气通脏腑气机升降复常的目的，故病能愈。

案 2 患者，女，21 岁。

[病史] 1999 年 8 月 27 日接诊患者，其急性兴奋狂乱发作已半月，在当地曾予氯丙嗪等治疗，并服治狂丸药（含巴豆）泻之，狂乱愈重；后于某医院诊为散发性脑炎，因精神症状较重，遂送我所治疗。诊之，面色红赤，肤热蒸手，多汗，神识欠清，时有谵语，呈幼稚愚蠢相，时而目光惶惧，惊恐颤抖不已，时而烦乱躁急，乱撕乱抓，自伤其肤；腹胀满，下利黏秽如糜，小便色黄赤，大小便自遗；舌黄而干，脉滑数。据询，狂乱未发作前，曾感冒发热，口唇起疱疹，汗之不解，热势渐重，且神识逐渐欠清。此乃感受时疫之邪，汗之不解，疫毒热邪结胃之候也。盖胃络通于心，毒热结胃，热邪上灼心神，则见神识欠清，时有谵语，且大、小便自遗等心神昏聩而失用之象。

[治法] 治宜涤泻阳明里实毒热，以清心护神。

[方药] 予调胃承气汤：炙甘草 30g，加水 1100ml，煮至 700ml 时，纳大黄 30g，煮至 500ml 时，滤出，内芒硝 20g，微火烊化（下同），缓慢温服。隔

5小时，加水 900ml 煎第 2 煎，煮至约 350ml 时，滤出温服。

服第 2 剂与第 3 剂时，芒硝均减为 10g。3 剂服罢，肤热退，汗亦止，谵语消失，神识转清，大小便不再自遗，且兴奋狂乱亦有所减轻，险象既除。

丁德正. 三承气汤在精神疾病临床的运用［J］. 中华中医药杂志，2008（2）：134-137.

按语： 患者疫毒热邪郁结胃腑，胃络通于心，上扰心神，出现神识异常，予调胃承气汤清阳明之热邪，胃络条畅，神识乃复。

案3 患者，男，74岁。

［病史］1997 年 4 月 25 日接诊患者，其以急性谵妄发作 4 日，在当地治疗无效而急送我所。患者谵妄狂乱颇重，意识障碍明显，时而说墙上有"小人"跳舞，伸手去抓；时而又揪着其儿头发，大呼"打老虎"；时而又紧抱其儿媳狎亵不放，口出下流秽语。据询，患老年性痴呆已 4 年余，自私、孤僻、邋遢，近事遗忘，多怒，常骂家人偷他东西，且常当众解大小便。4 日前因上呼吸道感染，引致急性谵妄发作。

诊之，面红目赤，呈稚蠢荒唐相，目光呆滞而无神，肤热多汗，舌质红，苔灰黄而干，口唇干燥，渴喜冷饮，脉滑数，腹满，大便干燥，已 5 日未解。

［方药］予小承气汤：厚朴 15g、枳实 15g，加水 1300ml，煮至约 700ml 时，内大黄 30g，煮至约 500ml 时，滤出温服；隔 5 小时煎第 2 煎，加水 1000ml，煮至约 350ml 时，滤出服之。服 1 剂后，燥粪下，但下犹未尽；肤热及多汗大减，谵妄狂乱减轻约半；遂守方再进 1 剂。第 2 剂服罢，热退汗止，谵妄狂乱若失。后予益阴养神、化瘀透窍类方药续服以善后。

丁德正. 三承气汤在精神疾病临床的运用［J］. 中华中医药杂志，2008（2）：134-137.

按语： 患者外感病邪侵袭后才引起邪热亢盛，因邪热亢盛结于胃腑才会造成结粪。热邪传里，上扰心神，故出现意识异常，治疗予以小承气汤以攻下腑实。患者用药后热退神复。

蓄血

【原文】 大小便蓄血、便血，不论伤寒时疫，盖因失下，邪热久羁，无由以泄，血为热搏，留于经络，败为紫血，溢于肠胃，腐为黑血，便色如漆。大便反易者，虽结粪得瘀而润下，结粪虽行，真元已败，多至危殆。其有喜笑如狂者，此胃热波及于血分，血乃心之属，血中留火延蔓心家，宜其有是证矣。仍从胃治。

发黄一证，胃实失下，表里壅闭，郁而为黄，热更不泄，搏血为瘀。凡热，经气不郁，不致发黄，热不干血分，不致蓄血。同受其邪，故发黄而兼蓄血，非蓄血而致发黄也。但蓄血一行，热随血泄，黄因随减。尝见发黄者，原无瘀血，有瘀血者，原不发黄。所以发黄，当咎在经瘀热，若专治瘀血误也。胃移热于下焦气分，小便不利，热结膀胱也；移热于下焦血分，膀胱蓄血也。小腹硬满，疑其小便不利，今小便自利者，责之蓄血也。小便不利亦有蓄血者，非小便自利便为蓄血也。胃实失下，至夜发热者，热留血分，更加失下，必致瘀血。初则昼夜发热，日晡益甚，既投承气，昼日热减，至夜独热者，瘀血未行也，宜桃仁承气汤。服汤后热除为愈。或热时前后缩短，再服再短，蓄血尽而热亦尽。大势已去，亡血过多，余焰尚存者，宜犀角地黄汤调之。至夜发热，亦有瘅疟，有热入血室，皆非蓄血，并未可下，宜审。

桃仁承气汤

大黄　芒硝　桃仁　当归　芍药　丹皮
照常煎服。

犀角地黄汤

地黄一两　白芍三钱　丹皮二钱　犀角二钱,研碎

上，先将地黄温水润透，铜刀切作片，石臼内捣烂，再加水如糊，绞汁听用，其滓入药同煎，药成去滓，入前汁合服。

按：伤寒太阳病不解，从经传腑，热结膀胱，其人如狂，血自下者愈。血结不行者，宜抵当汤。今温疫起无表证，而惟胃实，故肠胃蓄血多，膀胱蓄血少。然抵当汤行瘀逐蓄之最者，无分前后二便，并可取用。然蓄血结甚者，在桃仁力所不及，宜抵当汤。盖非大毒猛厉之剂，不足以抵当，故名之。然抵当证所遇亦少，此以备万一之用。

抵当汤

大黄五钱　虻虫二十枚,炙干、研末　桃仁五钱,研加酒　水蛭炙干为末,五分
照常煎服。

【提要】讨论温疫病中蓄血的发生原因和证治。

【精解】文中提出蓄血是由于热结胃腑没有及时攻下，邪热不能外泄而迫于血分，血热互结而致，属"胃热入血，血热搏结"之证。但临床上蓄血证的

形成并非都是热结胃腑而致，应根据病情作具体分析。下焦蓄血有肠胃蓄血与膀胱蓄血之别，其临床表现亦有不同。吴氏认为温疫病"肠胃蓄血多，膀胱蓄血少"，与伤寒"从经传腑"而易见膀胱蓄血证不同。实际上肠胃蓄血证与膀胱蓄血证何者多见并非因温疫、伤寒而有别，而是因为吴氏当时所见到的温疫病以胃肠为病变中心，故易见肠胃蓄血证。对蓄血证的治疗基本宗《伤寒论》之法，但亦有一些发展和补充。蓄血证较轻者投用桃仁承气汤，以《伤寒论》桃核承气汤去桂枝、甘草，加当归、芍药，丹皮，既避免了桂枝助热、甘草性缓、不利于祛除瘀热的弊端，又加强了活血通瘀凉血的作用。蓄血较重者投用抵当汤，方中有虻虫、水蛭等峻猛攻逐之品，作用强于桃仁承气汤。此外，对于瘀结不甚、血分余热尚存而出血过多者，则用《备急千金要方》犀角地黄汤，其清热凉血之力较胜。至于蓄血证中因结粪虽下，亡血过多而致"真元已败，多至危殆"者，上列各方已不合用，文中未列急救之法，总以益气摄血固脱为大法。吴氏认为胃腑热结致表里之气壅闭，经气郁结则发黄疸，如邪热进一步内迫血分，与血相搏形成瘀血而兼有蓄血。发黄与瘀血无必然联系，但是若黄疸兼有蓄血，如蓄血得行，邪热亦可随之而泄，黄疸因此可以减退。当然，黄疸发生的原因很多，并不都是由瘀血产生的。

【医案举隅】

案1 江某，男，65岁。

[病史] 因"反复剑突下剧痛半年"于2019年4月6日就诊。患者于半年前某晚无明显诱因下出现剑突下剧痛，自觉如刀剜肉，甚则痛至嚎叫。初始为1个月1次，后约10天1次，近3月隔天或每天都有发作，一般在晚上7~8点始发，若能睡着，则醒后安然无恙，若痛至无法入眠，则一直持续至凌晨。已夜间急诊3次。查心电图、心肌酶谱、肌钙蛋白、胸腹部CT未有阳性发现。查胃镜示"胃角溃疡、幽门螺杆菌阴性"，但服用艾司奥美拉唑镁肠溶片及L-谷氨酰胺呱仑酸钠颗粒已达2个月，疼痛未减轻分毫。

遂试求中医治疗。刻下：患者身材高大，面色略暗，神情黯淡，饮食二便无殊，舌淡紫、苔薄黄，脉沉。考虑患者夜间发作，兼一派血瘀之象，痛苦不堪而烦，予桃核承气汤：桂枝、桃仁各25g，芒硝、制大黄、炙甘草各10g。5剂。

二诊：患者诉药后大便1日2行，夜间疼痛大减，且仅发作2次。原方5剂。

三诊：诉痛未发。嘱停药观察，但患者惧怕再发，守方再进5剂，以资巩固。随访3月未复发。

黄陈招，侯波. 桃核承气汤异病同治验案［J］. 浙江中医杂志，2020，55（2）：147–148.

按语：患者面黯，舌紫脉沉均为血瘀见证，苔薄黄而见热象，予以桃核承气汤，祛其瘀、清其热，故收桴鼓之效。

案 2　许某，女，31 岁。2017 年 5 月就诊。

［病史］患者近期在美容院做祛斑美容治疗，近 1 个月颜面部反复出现片状红斑伴瘙痒刺痛，皮损分布于整个面部、额部和口周皮肤。予西药地氯雷他定片口服、丁酸氢化可的松软膏局部外用治疗疗效欠佳。诊见面颊部皮肤潮红，片状皮疹分布于整个面部、额部和口周皮肤，自觉灼热，瘙痒，皮肤干燥可见细碎脱屑，舌质红、苔黄，脉数。

［诊断］药毒，证属风盛血热证。

［治法］清热凉血，疏风止痒。

［方药］犀角地黄汤加祛风凉血药。药用蜈蚣 2 条，全蝎、黄连、蛇蜕各 6g，防风 10g，丹皮、赤芍、僵蚕、金银花、连翘、黄芩、生地、白鲜皮、香附各 12g，水牛角、蒲公英、紫花地丁各 15g。7 剂。每天 1 剂，水煎分 2 次服用。

二诊：皮肤灼热感减轻，面颊部皮肤潮红明显减少，水肿消退，伴微痒，更衣二三日一行，舌脉同前，原方加厚朴、枳实、制军各 12g，去蜈蚣、全蝎、香附，继续服用 14 剂，皮损消失。

章源. 陈意应用犀角地黄汤治疗皮肤病验案三则［J］. 浙江中医杂志，2019，54（9）：691.

按语：本病因药毒壅滞于皮毛肌肤，郁久化热，热毒蕴滞，热盛伤津，血燥生风，肤失濡养而起。予犀角地黄汤滋阴清热、凉血散瘀，同时取"血行风自灭"之意。与清热泻火，祛风止痒之药物合方化裁治疗，终获独特疗效。

案 3　应某，女，45 岁。

［病史］1992 年 8 月初诊，患者述 38 岁患子宫肌瘤，在妇幼保健医院施行子宫全切除术，左侧卵巢随同切除，保留右侧卵巢。近年来常感下腹部隐痛，1992 年 3 月 B 超检查，证实盆腔右侧实性肿块，因患者不愿手术治疗，故前来中医门诊。诊见患者形瘦，面色晦暗，肌肤乏润，干燥，口干不欲多饮，精神萎靡，下腹部时有隐隐胀痛，右小腹可扣及隆起包块，疼痛拒按，胃

纳一般，二便正常，口唇紫暗，舌质暗边有紫点，脉细沉涩。

［诊断］辨证属瘀血客阻下焦，气血不足。

［治法］治宜破血逐瘀，佐以补气养血。

［方药］方用抵当汤加味。药物用水蛭、虻虫、桃仁、大黄、三棱、莪术、当归、川芎、黄芪、枳壳各10g。

连续服用月余，自觉症情尚好，精神略振，面色转红润，小腹部隐痛已减轻，右少腹包块缩小，舌边紫点亦有减少，胃纳尚好，大便日解，脉细沉涩，原方继续服用，共服剂左右，历时3个月，复查B超，盆腔右侧实性肿块消失，腹部软，无胀痛，用养血补气八珍汤调理善后。

吴葆良. 抵当汤临床应用举隅［J］. 陕西中医，2001（6）：369.

按语： 本病证属中医学"癥瘕"范畴，其病机总缘气血积聚为病，为有形之邪，取抵当汤以收破血逐瘀、软坚散结之功效，在适应证方面不拘泥于出现蓄血发狂等症。

发黄

【原文】发黄疸是腑病，非经病也。疫邪传里，遗热下焦，小便不利，邪无输泄，经气郁滞，其传为疸，身目如金者，宜茵陈汤。

茵陈汤

茵陈一钱　山栀二钱　大黄五钱
水姜煎服。

按：茵陈为治疸退黄之专药，今以病证较之，黄因小便不利，故用山栀除小肠屈曲之火[1]，瘀热既除，小便自利。当以发黄为标，小便不利为本。及论小便不利，病原不在膀胱，乃系胃家移热，又当以小便不利为标，胃实为本，是以大黄为专功，山栀次之，茵陈又其次也。设去大黄而服山栀、茵陈，是忘本治标，鲜有效矣。或用茵陈五苓[2]，不惟不能退黄，小便间亦难利。

【注释】

［1］小肠屈曲之火：即小肠之火，以小肠属丙火，而其状属曲而长，故称小肠有火为屈曲之火。

［2］茵陈五苓：即茵陈五苓散。方出《金匮要略》，由茵陈、猪苓、泽泻、白术、茯苓、桂枝组成。主治湿热内盛，小便不利的黄疸病。

【提要】论述温疫病出现黄疸的病机和治法。

【精解】文中所说的只是某些温疫病发生黄疸的机制，不是所有的黄疸都是这一种原因，在外感热病中湿热多为黄疸之因。所用的茵陈汤是从《伤寒论》茵陈蒿汤化裁而来的，方中以大黄为主药，用量最大，而茵陈、山栀用量甚轻。由于本证以胃腑结热为病之本，故主以攻下。当然，这是针对某种黄疸的治疗，并不是所有黄疸病都要主以攻下。至于文中提到的茵陈五苓散，对于许多湿热蕴阻而发的黄疸，尤其是湿重热轻者仍是可用的。

【医案举隅】

案1 患者，男，41岁，2010年12月7日初诊。

［病史］该患者半月前出现全身黄疸，巩膜黄染，伴有恶心、呕吐。肝功：ALT 236 U/L，AST 278 U/L。彩色超声显示：脂肪肝，胆囊炎。在当地医院住院治疗，静脉滴注药物（具体药名不详）半个月无效，经别人介绍来求治。查体：皮肤、巩膜黄染，舌质红，苔黄，脉滑数。患者发病前有多年饮酒史。

［诊断］慢性黄疸，给予茵陈蒿汤加减，

［方药］茵陈25g，大黄10g（另包后下），栀子15g，砂仁15g，郁金15g，川楝子15g，虎杖15g，败酱草25g，葛根花15g，甘草10g。服药7剂后，皮肤黄染消失，巩膜黄染减轻，再进7剂后诸症消失，肝功能恢复正常。

张晓忠，潘洋. 茵陈蒿汤治疗顽固性黄疸验案［J］. 中国民间疗法，2011，19（7）：39.

按语： 该病患为大量饮酒所致湿热蕴结之证，治疗当以清热利湿退黄为法。予以茵陈蒿汤加减，切中病机，共奏清热解毒、利胆退黄之效。

邪在胸膈

【原文】 温疫胸膈满闷，心烦喜呕，欲吐不吐。虽吐而不得大吐，腹不满，欲饮不能饮，欲食不能食，此疫邪留于胸膈，宜瓜蒂散吐之。

瓜蒂散

甜瓜蒂一钱　赤小豆二钱，研碎　生山栀仁二钱。

上，用水二盅，煎一盅，后入赤豆，煎至八分，先服四分。一时后不吐，再服尽。吐之未尽，烦满尚存者，再煎服。如无瓜蒂，以淡豆豉二钱代之。

【提要】 讨论温疫病邪留胸膈的症状和治法。

【精解】 邪在胸膈证的症状为胸膈满闷而腹不胀满，心中烦，欲吐而不吐，或不得大吐，欲饮食而不能进食。其病变实际部位是在胃脘，但较少涉及全身，症状也较轻。治疗邪在胸膈的瓜蒂散是《伤寒论》吐剂瓜蒂散加用栀子，意在加重清泄而助涌吐。文中提出无瓜蒂以豆豉代之，实取栀子豉汤之意，但已失涌吐之效，难有瓜蒂散之功。

【医案举隅】

案1 李某，女，40岁，初诊于1962年5月1日。

［病史］无明显诱因出现纳呆，乏力，每嗅及硫磺味5年余，伴有口吐白黏痰，终日萎靡不振，家务难以自理，舌质淡、苔白，脉细滑。

［方药］予以瓜蒂散：瓜蒂9g，赤小豆60g，豆豉30g。

上3味水煎1000ml，先饮一半，得快吐后停服，药服1剂吐出黏痰有大半痰盂，如冰粉状，自感胸脘轻爽，硫磺味尽除。随访数年，身体健康，未再复发。

包培蓉. 吕同杰吐法应用举隅［J］. 陕西中医，1993（7）：29.

按语：患者证属痰阻胸膈，予以瓜蒌散，取瓜蒂味苦而性涌泄，赤小豆入血而利水解毒，豆豉通气发汗。催吐兼调和气血。并用散剂改作汤服亦收良效。

辨明伤寒时疫

【原文】或曰：子言伤寒与时疫有霄壤之隔，今用三承气及桃仁承气、抵当、茵陈诸汤，皆伤寒方也，既用其方，必同其证，子何言之异也？曰：夫伤寒必有感冒之因，或单衣风露，或强力入水，或临风脱衣，或当檐出浴，当觉肌肉粟起，既而四肢拘急，恶风恶寒，然后头疼身痛，发热恶寒，脉浮而数，脉紧无汗为伤寒，脉缓有汗为伤风。时疫初起，原无感冒之因，忽觉凛凛，以后但热而不恶寒，然亦有所触因而发者，或饥饱劳碌，或焦思气郁，皆能触动其邪，是促其发也。不因所触无故自发者居多。促而发者，十中之一二耳。且伤寒投剂。一汗而解，时疫发散，虽汗不解。伤寒不传染于人，时疫能传染于人。伤寒之邪，自毫窍而入；时疫之邪，自口鼻入。伤寒感而即发，时疫感久而后发。伤寒汗解在前，时疫汗解在后。伤寒投剂可使立汗，时疫汗解，俟其内溃，汗出自然，不可以期。伤寒解以发汗，时疫解以战汗。伤寒发斑则病笃，时疫发斑则病衰。伤寒感邪在经，以经传经；时疫感邪在内，内溢于经，经不自传。伤寒感发甚暴，时疫多有淹缠二三日，或渐加重，或淹缠五六日，忽然加重。伤寒初起，以发表为先；时疫初起，以疏利为主。种种不同。其所同者，伤寒时疫皆能传胃，至是同归于一，故用承气汤辈导邪而出。要之，伤寒时疫，始异而终同也。夫伤寒之邪，处肌表一径传里，如浮云之过太虚，原无根蒂，惟其传法，始终有进而无退，故下后皆能脱然而愈。时疫之邪，始则匿于膜原，根深蒂固，发时与营卫交并，客邪经由之处，营卫未有不被其所伤者。因其伤，故名曰溃。然不溃则不能传，不传，邪不能出，邪不出而疾不瘳。时疫下后，多有未能顿解者，何耶？盖疫邪每有表里分传者，因有一半向外传，则邪留于肌肉，一半向内传，则邪留于胃家。邪留于胃，故里气结滞，里气结，表气因而不通，于是肌肉之邪，不能即达于肌表。下后里气一通，表气亦顺，向者郁于肌肉之邪，方能尽发于肌表，或斑，或汗，然后脱然而愈。伤寒下后无有此法。虽曰终同，及细较之，而终又有不同者矣。

或曰：伤寒感天地之正气[1]，时疫感天地之戾气。气既不同，俱用承气，又何药之相同也？曰：风寒疫邪，与吾身之真气势不两立。一有所着，气壅火积，气也、火也、邪也，三者混一，与之俱化，失其本然之面目，至是均为之邪矣。但以驱逐为功，何论邪之同异也。假如初得伤寒为阴邪，主闭藏而无汗；伤风为阳邪，主开发而多汗。始有桂枝、麻黄之分，原其感而未化也。传至少阳，并用柴胡；传至胃家，并用承气。至是亦无复有风寒之分矣。退而广之，是知疫邪传胃治法。

【注释】

[1] 正气：指自然界气候的变化。

【提要】 既分析伤寒与时疫的区别，也指出了二者病机的共同处，提出"伤寒时疫始异而终同"。

【精解】 对于伤寒与时疫的区别，本文从发病病因与诱因、感染途径、有无传染性、感邪后发病的快慢及症状、治疗大法、病解形式、病中发斑之预后等方面较全面、详细地进行了分析。认为温疫与伤寒是两类截然不同的疾病，所以治法有很大的差别，这一观点的提出对温病学说的形成有重大的影响。但如将伤寒与时疫截然对立也有一定片面性，如"伤寒之邪，自毫窍而入，时疫之邪，自口鼻入"，仅是根据疾病初起时临床表现的一种推理，事实未必如此。

文中虽然强调了伤寒与时疫不同，但也指出了二者在病机变化上的相同处，从而提出在治疗上二者也有相同处，即二者都有邪入胃腑的变化，即"伤寒时疫皆能传胃"。同时文中又提出"伤寒时疫始异而终同"，强调二者的区别仅在病之前期，而在发生传变后则大致相同。这说明所谓伤寒与时疫不同并不是意味二者截然有别，在化热传里之后二者就难以区别了。

对于时疫下后不即愈之原因，文中认为时疫用攻下后不能顿愈，须再经发斑或汗出方愈的原因很多，其中有阳明浮盛之热未解者，有营血分邪热仍炽者，有其他脏腑邪热仍在者。而下法只能为胃腑结热寻得出路，并不能使在里之邪尽去，所以仍需根据邪之所在继续治疗，待里外之邪祛尽方可得愈。

"时疫感久而后发"是指感受疫邪到发病会有一个时间段，实质是指疫病的发生有一个潜伏期。这种"感而后发"不同于传统的伏气学说。伏气学说是指感受寒、暑等邪过时而发，且寒邪又有化温之变，与本文所说的"感而后发"含义不同。

发斑战汗合论

【原文】凡疫邪留于气分，解以战汗；留于血分，解以发斑。气属阳而轻清，血属阴而重浊。是以邪在气分则易疏透，邪在血分恒多胶滞，故阳主速而阴主迟。所以从战汗者，可使顿解；从发斑者，当图渐愈。

【提要】比较疫病邪在气分和血分的性质与邪解方式的不同。

【精解】吴氏把疫病的病证分为气分、血分两大类型，指出其病情性质有显著区别，这对于后世叶天士创卫气营血辨治纲领无异起了先导作用。实质上卫气营血亦从气分、血分概念发展而来，卫气属气分，营分属血分。凡邪在卫气，病情较轻，亦易治愈，若邪入营血，病情较重，治疗较为棘手。但文中所说邪留气分解以战汗与邪留血分解以发斑，是针对某种特定的疫病而言的，并非所有的温病都是如此。

战汗

【原文】疫邪先传表后传里，忽得战汗，经气输泄，当即脉静身凉，烦渴顿除。三五日后，阳气渐积，不待饮食劳碌，或有反复者，盖表邪已解，里邪未去，才觉发热，下之即解。疫邪表里分传，里气壅闭，非汗下不可。汗下之未尽，日后复热，当复下、复汗。温疫下后，烦渴减，腹满去，或思食而知味，里气和也。身热未除，脉近浮，此邪气拂郁于经，表未解也。当得汗解。如未得汗，以柴胡清燥汤和之，复不得汗者，从渐解也，不可苛求其汗。应下失下，气消血耗，既下欲作战汗，但战而不汗者危。以中气亏微，但能降陷，不能升发也。次日当期复战，厥回汗出者生，厥不回，汗不出者死。以正气脱，不胜其邪也。战而厥回无汗者，真阳尚在，表气枯涸也，可使渐愈。凡战而不复，忽痉者必死。痉者身如尸，牙关紧，目上视。凡战不可扰动，但可温覆，扰动则战而中止，次日当期复战。战汗后复下后，越二三日反腹痛不止者，欲作滞下也，无论已见积未见积，宜芍药汤。

芍药汤

白芍一钱　当归一钱　槟榔二钱　厚朴一钱　甘草七分

水姜煎服，里急后重，加大黄三钱；红积，倍芍药；白积，倍槟榔。

【提要】这是论述疫病中战汗的专节，包括了战汗发生机制、临床表现、汗后的转归以及战汗时的处理等。

【精解】结合本书"原病"节所述，战汗的发生机制是由于通过战汗经络之气得以疏通，表里之气相通，人体正气逐邪外达，邪从汗解，故多可因汗大出而病解。如正气能驱邪外达，则能顺利战汗，战汗后即愈；如正气大亏不能敌邪，则不能作战汗，或战而不汗，或战而肢厥不复，或战而作痉等；如病邪一次不能祛尽，则战汗后隔一段时间热势又起，再度战汗等。文中强调发生战汗时，只须注意保暖，不可去扰动患者。但这并非意味一概不用药物治疗，在《温热论》中叶天士提出了"益胃"之法，以"令邪与汗并，热达腠开，邪从汗出"，王孟英更进一步在《温热经纬》中说："将战之时，始令多饮米汤或白汤，以助其作汗之资。"这些都提示在战汗的前后还是要根据病情进行一些适当地治疗。至于文中提出战后，又经攻下，越二三日而腹痛不止者，欲作滞下，治用芍药汤，这只是一种可能发生的情况，并非病情发展必然变化。

【医案举隅】

案1　患者刘贯如，48岁。

［病名］伏暑痢。

［病因］酬应纷繁，夏令吸受暑气，叠次为饮食所遏，潜伏于肠胃膜原之间，至秋积热而变痢。

［证候］下痢红白，里急后重，脘腹灼热，滞痛难忍。

［诊断］六脉滑数有力，舌苔黄而厚腻。脉证合参，滑为食滞化热，数则伏暑化火，此《内经》所谓肠澼便脓血也。脓色白而血色红，故名曰赤白痢。其所以成赤白痢者，热伤气分则下白痢，热伤血分则下赤痢，热伤气血则赤白痢兼作矣。

［治法］无积不成痢，故用莱菔子、枳壳、楂肉消食积为君，归、芍、川军行血涤肠为臣，木香、槟榔开降滞气，使瘀滞下行，黄芩、车前清利小便，

使伏暑下泄，皆以为佐，使甘草配白芍，和腹中以止痛，又和诸药以缓急，仿洁古老人行血则便脓愈，调气则后重除之法也。

［方药］莱菔子四钱，花槟榔三钱，炒枳壳二钱，车前子三钱，净楂肉四钱，生甘草八分，生川军二钱，后入，青木香八分，油当归五钱，生白芍八钱，青子芩钱半，水煎服。

初服一剂则痛减，次日又一剂则痢亦减。继用生萝卜汁、生荸荠汁、净白蜜三物，重汤炖十余沸温服，调理3日，痢止胃动而痊。

何廉臣.全国名医验案类编［M］.山西：山西科学技术出版社，2022. 178-179.

按语：本案是发生于夏季的痢疾，并非是疫病战汗后又经攻下发为痢疾。其治疗按一般赤白痢用药常规，处以消食化积、行血理气之剂。案中在二剂之后用生萝卜汁、生荸荠汁、净白蜜三物，重汤炖十余沸温服以调理，不失为一良法，可供参考。

自汗

【原文】自汗者，不因发散，自然汗出也。伏邪中溃，气通得汗，邪欲去也。若脉长洪而数，身热大渴，宜白虎汤，得战汗方解。里证下后，续得自汗，虽二三日不止，甚则四五日不止，身微热，热甚则汗甚，热微汗亦微，此属实，乃表有留邪也，邪尽汗止。汗不止者，宜柴胡[1]以佐之，表解则汗止。设有三阳经证，当用三阳随经加减法，与协热下利投承气同义。表里虽殊，其理则一。若误认为表虚自汗，辄用黄芪实表及止汗之剂，则误矣。有里证，时当盛暑，多作自汗，宜下之。白虎证自汗详见前。若面无神色，唇口刮白，表里无阳证，喜热饮，稍冷则畏，脉微欲绝，忽得自汗，淡而无味者为虚脱，夜发则昼死，昼发则夜亡。急当峻补，补不及者死。大病愈后数日，每饮食及惊动即汗，此表里虚怯，宜人参养荣汤[2]倍黄芪。

【注释】

［1］柴胡：指柴胡汤，详见下节"盗汗"。

［2］人参养荣汤：又作人参养营汤，详见"补泻兼施"节。

【提要】讨论疫病中各种自汗的表现、机制和处理方法。

【精解】疫病中发生自汗有以下几种情况：一为伏邪中溃，病邪将去；二为无形邪热盛于阳明经；三为表有留邪；四为阳明胃腑结热；五为正气外脱，即"脱汗"；六为病后体虚，即"虚汗"。这些自汗的不同情况反映了邪正进退和病情预后，在临床上应结合全身的表现进行综合分析。根据自汗的不同原因，采取不同的处理方法。如属阳明经浮盛之热证用白虎汤，属胃腑结热证用承气汤，属表有留邪则用柴胡汤，属虚脱者用峻补元气法，属病后体虚者用人参养荣汤倍黄芪等。文中提出对有表证而自汗者投用解表药，与下利证投用攻下剂均为"通因通用"法。但所用之柴、羌、葛性较辛烈，对疫病汗出者当慎用。鉴于本书所论之疫病主要属湿热性质，所以有时可用一些性燥之品。当然，对湿邪在表者另有芳化、宣透等法，不必拘于文中所列药物。

盗汗

【原文】里证下后，续得盗汗者，表有微邪也。若邪甚竟作自汗，伏邪中溃则作战汗矣。凡人目张，则卫气行于阳；目瞑则卫气行于阴，行阳谓升发于表，行阴谓敛降于内。今内有伏热，而又遇卫气，两阳相搏，热蒸于外则腠理开而盗汗出矣。若内伏之邪一尽则盗汗自止，设不止者，宜柴胡汤以佐之。时疫愈后，脉静身凉，数日后反得盗汗及自汗者，此属表虚，宜黄芪汤。

柴胡汤

柴胡三钱　黄芩一钱　陈皮一钱　甘草一钱　生姜一钱　大枣二枚

古方用人参、半夏，今表里实，故不用人参。无呕吐，不加半夏。

黄芪汤

黄芪三钱　五味子三钱　当归一钱　白术一钱　甘草五分

照常煎服。如汗未止，加麻黄净根一钱五分，无有不止者。然属实常多，属虚常少，邪气盛为实，正气夺为虚。虚实之分，在乎有热无热，有热为实，无热为虚。若颠倒误用，未免实实虚虚之误，临证当慎。

【提要】讨论疫病中盗汗的机制和治法。

【精解】盗汗仅是睡着后才有汗，其发生原因，是因伏热在内，到夜间则伏热与入阴之卫气相搏，热蒸于外致腠理开而发生盗汗。所以治疗盗汗要祛除内伏之邪，如内伏之邪已去而盗汗仍不止，可用柴胡汤和解。但这只适用于邪在半表半里之盗汗，如邪不在半表半里，则不可一概投用柴胡汤。结合上条"自汗"内容，对肌表余邪未尽者，不论自汗、盗汗均可用柴胡汤；而疫病愈后数日的自汗、盗汗，均可用补气固表法。这一治法与内科杂证中自汗主以气虚，盗汗主以阴虚有所不同。然而，在疫病后期或愈后，亦有阴虚而盗汗者，治宜养阴以止汗。

狂汗

【原文】狂汗者，伏邪中溃欲作汗解，因其人禀赋充盛，阳气冲击，不能顿开，故忽然坐卧不安，且狂且燥，少顷大汗淋漓，狂躁顿止，脉静身凉，霍然而愈。

【提要】讨论疫病狂汗的表现。

【精解】所谓狂汗是指汗出前患者有明显的烦躁如狂症状，继则汗出淋漓而愈。其发生之理与战汗有相似之处。吴氏认为是禀赋充盛，邪正交争剧烈，故汗出达邪之前呈现烦躁不安之症。但该证临床较少见，且应与疫病正气虚衰，病邪内陷而发生的狂躁、大汗区别，不可误认为是病愈之象。

发斑

【原文】邪留血分，里气壅闭，则伏邪不得外透而为斑。若下之，内壅一通，则卫气亦从而疏畅，或出表为斑，则毒邪亦从而外解矣。若下后斑渐出，不可更大下。设有下证，少与承气缓缓下之。若复大下，中气不振，斑毒内陷则危。宜托里举斑汤。

托里举斑汤

白芍、当归各一钱　升麻五分　白芷、柴胡各七分　川山甲二钱，炙黄

水姜煎服。下后斑渐出，复大下，斑毒复隐，反加循衣摸床，撮空理线，脉渐微者危，本方加人参一钱，补不及者死。若未下而先发斑者，设有下证，少与承气，须从缓下。

【提要】讨论疫病发斑的证治。与前"发斑战汗合论"节的内容可互参。

【精解】发斑为邪入血分，阳明腑实而里气壅闭，邪毒不得外解所致。而在攻下后，由于内壅得通而卫气也得以通畅，所以这时发斑多可外解。正如吴氏所说，"留于血分，解以发斑"。从文中所论可见对发斑的治法有三：一是扶正宣透，用托里举斑汤，方中用白芍、当归养血扶正，升麻、白芷、柴胡以宣透邪毒，川山甲通络行血，用于邪留血分，斑已渐出者。二是通里透斑，用于邪留血分而因胃腑壅闭，不能发斑外透邪毒者，用承气汤之类去其里壅，其斑自可透发。三是补气透斑，即对妄用攻下后，正气大虚，邪毒内陷而不能发

斑者，于托里举斑汤中加入人参，以补助正气而举陷透斑。但文中一些用药却有值得商榷之处：如托里举斑汤用于一般的血分发斑证并不妥帖，缺少清泄血热之品，却用了升麻、柴胡、白芷等辛燥升散药，有伤阴助热之弊。后世对温热病邪入血分发斑者，多取化斑汤（石膏、知母、玄参、犀角、粳米、甘草），有凉血解毒、透斑祛邪之功。此外，对于发斑而见热毒炽盛者，还可用清瘟败毒饮。至于正虚不能托邪外出者，并非只有加人参一法，当视其虚在阴、阳、气、血之不同而酌用补正之品。

数下亡阴

【原文】下证以邪未尽，不得已而数下之，间有两目加涩、舌反枯干、津不到咽、唇口燥裂。缘其人所禀阳脏，素多火而阴亏。今重亡津液，宜清燥养荣汤[1]。设热渴未除，里证仍在，宜承气养荣汤[2]。

【注释】

[1] 清燥养荣汤：见"解后宜养阴忌投参术"节。

[2] 承气养荣汤：见"解后宜养阴忌投参术"节。

【提要】讨论因反复攻下而致阴液大伤的证治。

【精解】文中指出，反复攻下有耗伤阴液之弊病，尤其是素体阴虚火旺者，反复攻下尤易伤阴。所用清燥养荣汤以地、芍、归、知、花粉滋养阴血，佐陈皮调和气血，甘草和中，为后世热病养阴法在理论及治法上开了先河。对阴伤而里实仍在者，所制承气养荣汤，以小承气汤配合知、归、芍、地，有养阴攻下之效，后世吴鞠通《温病条辨》中增液承气汤即源于此。

解后宜养阴忌投参术

【原文】夫疫乃热病也，邪气内郁，阳气不得宣布，积阳为火，阴血每为热搏。暴解之后，余焰尚在，阴血未复，大忌参、芪、白术。得之反助其壅郁，余邪留伏，不惟目下淹缠，日后必变生异证。或周身痛痹，或四肢挛急，或流火结痰[1]，或遍身疮疡，或两腿攒痛，或劳嗽涌痰，或气毒流注[2]，或痰核穿漏[3]，皆骤补之为害也。凡有阴枯血燥者，宜清燥养荣汤。若素多痰，及少年平时肥盛者，投之恐有腻膈之弊，亦宜斟酌。大抵时疫愈后，调理之剂投之不当，莫如静养节饮食为第一。

清燥养荣汤

知母　天花粉　当归身　白芍　地黄汁　陈皮　甘草

加灯心煎服。表有余热，宜柴胡养荣汤。

柴胡养荣汤

柴胡　黄芩　陈皮　甘草　当归　白芍　生地　知母　天花粉

姜枣煎服。里证未尽，宜承气养荣汤。

承气养荣汤

知母　当归　芍药　生地　大黄　枳实　厚朴

水姜煎服。痰涎涌甚，胸膈不清者，宜蒌贝养荣汤。

蒌贝养荣汤

知母　花粉　贝母　瓜蒌实　橘红　白芍　当归　紫苏子

水姜煎服。

【注释】

［1］流火结痰：流火是发于小腿的丹毒，结痰为皮下疼痛不著的结块。

［2］气毒流注：毒邪流走不定、注无定处而发于肢体深部组织的化脓性疾病。

［3］痰核穿漏：痰核，为外科病证名，泛指各种皮下可触及的慢性炎性或非炎性包块，多不红肿，不疼痛，触之如核状。穿漏，是痰核已破溃而形成长期不愈合的瘘管。

【提要】讨论温疫在邪解之后应注重养阴而忌用温补。

【精解】疫病后应注意顾护阴液：疫病多属温热性质，邪热必然耗伤阴液，在疫病后期或邪解后多表现为阴伤，所以顾护阴液在疫病治疗中有重要的意义，这一论述为温病养阴一法开了先河。然而，疫病后虽多见伤阴，但也会出现阳气虚衰，正如戴天章在《广温疫论》中所说："疫邪为热证，伤阴者多，然亦有用药太过反伤阳者。"所以温疫之后既多阴虚，又可能见阳虚，则参、芪、白术等温补之品还是必用的。此外，文中还强调养阴之剂也不可乱投，用之不当有腻膈之弊。本节列举了四个养荣汤，均为养阴而设，但因阴伤所兼各异，故各方组成不同：清燥养荣汤以滋养营血为主，柴胡养荣汤在养阴之中配合清泄余邪之品，承气养荣汤在养阴同时配合小承气汤，蒌贝养荣汤在养阴之中加入化痰之品。

【医案举隅】

案　患者张某某，男，43岁。

［病史］发热、咳嗽、气喘3天，核酸病毒检测阳性，确诊为新型冠状病

毒感染性肺炎住院隔离治疗。就诊前患者曾自行服用连花清瘟胶囊、蒲地蓝口服液、清热解毒口服液等中成药，入院后予以抗病毒、营养支持治疗，中医辨证：湿热闭肺、肺失宣降。期间予以麻杏石甘汤、竹叶石膏汤等方加减。经隔离住院治疗 16 天后患者未再发热，咳嗽等症状减轻，复查核酸检测阴性，患者自觉少许乏力，阵发性心悸，伴皮肤瘙痒、干燥，挠之脱屑。

于 2020 年 2 月 25 日出现稍干咳，阵发性心慌，咽干、目涩，夜间尤甚，吞咽无津，伴皮肤瘙痒、干燥，挠之脱屑，舌暗红、少苔，脉弦细。查血常规、胸片、心电图未见明显异常。

［方药］予以清燥养荣汤加减：生地黄 30g，知母 15g，天花粉 30g，当归 15g，赤芍 30g，陈皮 20g，甘草 10g，牡丹皮 15g，蛇床子 30g，黄精 30g，2 剂 1 日，共 3 剂。

服药第 2 天患者诉吞咽无津症状稍有减轻，继服 3 剂。药后患者诉咽干、目涩、皮肤瘙痒等症状明显减轻，偶有阵发性心慌，原方上减牡丹皮、蛇床子、黄精，加麦冬 15g，五味子 15g，太子参 30g，合生脉散以益气滋阴养心之意。服药 5 天后患者症状明显缓解出院，出院后继续前方巩固疗效。

文利红，万坤镇，帅垠琦，等. 清燥养荣汤在新型冠状病毒肺炎恢复期的应用［J］. 中药药理与临床，2020，36（2）：61-63.

按语： 该患者属于新冠病毒感染后期邪气虽去而正气已衰，且前期过用苦寒清热剂，损伤津血正气，导致出现皮肤干燥、心悸、咽于目涩等一派阴血亏虚之象。治予清燥养荣汤，取其滋阴养血之效。

用参宜忌有前利后害之不同

【原文】凡人参所忌者里证[1]耳。邪在表及半表半里者，投之不妨。表有客邪者，古方如参苏饮[2]、小柴胡汤[3]、败毒散[4]是也；半表半里者，如久疟挟虚，用补中益气[5]不但无碍，而且得效。即使暴疟，邪气正盛，投之不当，亦不至胀，为无里证也。夫里证者，不特伤寒、温疫传胃，至如杂证，气郁、血郁、火郁、湿郁、痰郁、食郁之类，皆为里证，投之即胀者，盖以实填实也。今温疫下后，适有暂时之通，即投人参，因而不胀。医者病者，以为用参之后虽不见佳处，然不为祸，便为是福，乃恣意投之。不知参乃行血里之补药，下后虽通，余邪尚在，再四服之，则助邪填实，前证复起，祸害随至矣。间有失下以致气血虚耗者，有因邪盛数下，及大下而挟虚者，遂投人参，当觉精神爽慧，医者病者，皆以为得意，明后日再三投之，即加变证。盖下后始则胃家乍虚，沾其补益而快，殊弗思余邪未尽，恣意投之，则渐加壅闭，邪火复炽，愈投而变证愈增矣。所以下后邪缓虚急，是以补性之效速而助邪之害缓，故前后利害之不同者有如此。

【注释】

［1］里证：此处指里实之证。

［2］参苏饮：方出《太平惠民和剂局方》，由人参、苏叶、葛根、前胡、半夏、茯苓、陈皮、甘草、桔梗、枳壳、木香等药组成，主治体虚之人素有痰饮内伏，复外感风寒者。

［3］小柴胡汤：方出《伤寒论》，由柴胡、黄芩、人参、半夏、甘草、生姜、大枣组成，主治伤寒邪入少阳的半表半里证。

［4］败毒散：即人参败毒散，方出《太平惠民和剂局方》，由柴胡、甘草、桔梗、人参、川芎、茯苓、枳壳、前胡、羌活、独活组成，可益气解表、散风祛湿。

［5］补中益气：即补中益气汤，方出《脾胃论》，由黄芪、炙甘草、人参、白术、当归、陈皮、升麻、柴胡组成，可调补脾胃、升阳益气，主治气虚发热证。

【提要】讨论人参在疫病治疗中的宜忌。

【精解】文中提出疫病前期宜用人参而后期用之多害。但这一论述是针对某些特定情况而言，不可一概认为疫病用参为"前利后害"。因温疫初起如正气不虚则不必用参，本书中治疗温疫初起的达原饮并未用参，特别是湿热秽浊之邪引起的疫病，更应慎重。古方参苏饮、人参败毒饮中用参，亦多为虚人外感而设，若正气不虚，滥用人参有助邪、留邪之弊。但对于正气不足而感受外邪的，在病之初起可以酌情配合扶助正气之品。而在病证过程中，如已有正气亏损并兼有腑实之证，人参亦非绝对忌用，黄龙汤即为一例。在温疫病后期如果出现形冷畏寒、面色白、倦怠少气、舌淡脉细弱等阳气衰弱之证，人参也是可以投用的。当然，温疫后期如余邪未尽而滥用人参，就有余邪复燃之弊。

下后间服缓剂

【原文】下后或数下，膜原尚有余邪未尽传胃，邪热与卫气相并，故热不能顿除，当宽缓两日，俟余邪聚胃，再下之，宜柴胡清燥汤缓剂调理。

41

柴胡清燥汤

柴胡　黄芩　陈皮　甘草　花粉　知母

姜、枣煎服。

【提要】讨论攻下后膜原余邪未尽者的治法。

【精解】对文中所说应注意两点：攻下仍发热，不一定是仍有胃腑热结，而是膜原余邪未尽，故不可再用攻下。文中提出可用柴胡清燥汤，该方除能和解半表半里之余邪外，还可滋养阴液，所以适用于膜原余邪未尽而津伤者。但攻下后热势不尽也不一定是邪在膜原，即使邪在膜原，如属湿热之邪，也应治以清热化湿，吴氏柴胡清燥汤并不适用，应辨证而选择治法。文中所说"俟余邪聚胃再下之"，并不是此类病证必须待其余邪聚胃后再攻下，如属膜原余邪未尽，只需祛其膜原余邪即可。

下后反痞

【原文】疫邪留于心胸，令人痞满。下之痞应去，今反痞者，虚也。以其人或因他病先亏，或因新产后气血两虚，或禀赋娇怯，因下益虚，失其健运，邪气留止，故令痞满。今愈下而痞愈甚，若更用行气破气之剂，转成坏证，宜参附养营汤。

参附养营汤

当归一钱　白芍一钱　生地三钱　人参一钱　附子炮，七分　干姜炒，一钱

照常煎服。果如前证，一服痞如失。倘有下证，下后脉实，痞未除者，再下之。此有虚实之分：一者有下证，下后痞即减者为实；一者表虽微热，脉不甚数，口不渴，下后痞反甚者为虚。若潮热口渴，脉数而痞者，投之祸不旋踵。

【提要】讨论攻下后胸脘痞满的证治。

【精解】痞有虚实之别，其治法截然有别。文中指出痞之虚实鉴别之点在于：实者下后痞减，脉数、口渴、身热；虚者下后痞反甚，脉不甚数、口不渴、表微热。虚证多为中虚气滞，治以健中理气为主。而文中参附养营汤所用的归、芍、地似过于腻滞，对于因攻下而脾胃虚弱者不太确切，而其中附子、干姜又嫌辛热燥烈太过，一般不用于虚证之痞。总之，对痞证的治疗，虚者主以补正，实者主以祛邪，而具体方药，则应视病邪性质、正气所伤不同而定。

下后反呕

【原文】疫邪留于心胸，胃口热甚，皆令呕不止。下之呕当去，今反呕者，此属胃气虚寒，少进粥饮便欲吞酸者，宜半夏藿香汤，一服呕立止，谷食渐加。

半夏藿香汤

半夏一钱五分　真藿香一钱　干姜炒，一钱　白茯苓一钱　广陈皮一钱　白术炒，一钱甘草五分

水、姜煎服。

有前后一证首尾两变者，有患时疫，心下胀满，口渴发热而呕，此应下之证也。下之诸症减去六七，呕亦减半。再下之，胀除热退渴止，向则数日不眠，今则少寐，呕独转甚，此疫毒去而诸证除，胃续寒而呕甚，与半夏藿香汤一剂，而呕即止。

【提要】专论温疫下后因胃寒而呕甚的机制及治法。

【精解】前后一证首尾两变是指在疾病过程中，其寒热性质可随病程发展而转化。温疫病亦有类似的变化，虽然一般认为温疫始终为热，但后期也可出现寒证。因此本书"解后宜养阴忌投参术"节中，强调温疫后期不可用温补不是绝对的，文中所用的半夏藿香汤即用了白术、干姜温热之品。下后呕不止的原因有多种，除了胃腑结热，胃气不能下降之呕吐在用攻下后呕吐可止外，还有胆火上逆、湿热中蕴、痰气交阻等许多原因。另外，也有属胃气虚寒、胃失和降而引起的呕吐。对是否属胃气虚寒之判断，当据其热退、口不渴、少眠等虚寒之象综合分析，可投半夏藿香汤。

夺液无汗

【原文】温疫下后，脉沉，下证未除，再下之。下后脉浮者，法当汗解，三五日不得汗者，其人预亡津液也。时疫得下证，日久失下，日逐下利纯臭水，昼夜十数行，乃致口燥唇干，舌裂如断。医者误按仲景协热下利法，因与葛根黄连黄芩汤[1]，服之转剧。邀予诊视，乃热结旁流，急与大承气一服，去宿粪甚多，色如败酱，状如黏胶，臭恶异常，是晚利顿止。次日服清燥汤[2]一剂，脉尚沉，再下之，脉始浮，下证减去，肌表仅存微热，此应汗解，虽不得汗，然里邪先尽，中气和平，所以饮食渐

进。半月后忽作战汗，表邪方解。盖缘下利日久，表里枯燥之极，饮食半月，津液渐回，方可得汗，所谓积流而渠自通也。可见脉浮身热，非汗不解，血燥津枯，非液不汗。昔人以夺血无汗，今以夺液无汗，血液虽殊，枯燥则一也。

【注释】

[1]葛根黄连黄芩汤：方出《伤寒论》，由葛根、黄芩、黄连、甘草组成，主治协热下利证。

[2]清燥汤：指柴胡清燥汤，详见"下后间服缓剂"节。

【提要】讨论阴液与汗出的关系，提出了"夺液无汗"的论点。

【精解】阴津、血液和汗都是人体之阴液，故有谓津、血、汗同源，而津、血又为汗之源，人身阴液充足则汗源充沛，反之则汗源匮乏而不易作汗。因而不论是亡血还是夺液，均可导致不能出汗。对于夺液原因，文中提到是"其人预亡津液"，并在攻下之后。而在温热病中许多原因都可导致阴液耗伤，如素体阴液亏虚，大汗、吐泻、出血，误用汗、吐、卜，以及病中饮食减少等，都可导致阴液不足，因而夺液无汗证并非只出现于攻下之后。而文中所说在饮食渐进半月后方作战汗而表邪解者，只是个例，而非普遍规律。

补泻兼施

【原文】证本应下，耽搁失治，或为缓药羁迟，火邪壅闭，耗气搏血，精神殆尽，邪火独存，以致循衣摸床，撮空理线，筋惕肉瞤[1]，肢体振战，目中不了了，皆缘应下失下之咎。邪热一毫未除，元神将脱，补之则邪毒愈甚，攻之则几微之气不胜其攻。攻不可，补不可，补泻不及，两无生理。不得已，勉用陶氏黄龙汤[2]。此证下亦死，不下亦死，与其坐以待毙，莫如含药而亡，或有回生于万一。

黄龙汤

大黄　厚朴　枳实　芒硝　人参　地黄　当归

照常煎服。

按：前证实为庸医耽搁，及今投剂，补泻不及。然大虚不补，虚何由以回；大实不泻，邪何由以去？勉用参、地以回虚，承气以逐实，此补泻兼施之法也。或遇此证，纯用承气，下证稍减，神思稍苏，续得肢体振战，怔忡惊悸，心内如人将捕之状，四肢反厥，眩晕郁冒[3]，项背强直，并前循衣摸床撮空等证。此皆大虚之候，将危之证也，急用人参养营汤。虚候少退，速可摒去。盖伤寒温疫俱系客邪，为火热燥证，人参固为益元气之神品，偏于益阳，有助火固邪之弊，当此又非良品也，不得已而用之。

人参养营汤

人参八分　麦冬七分　辽五味一钱　地黄五分　归身八分　白芍药一钱五分　知母七分　陈皮六分　甘草五分

照常煎服。

如人方肉食而病适来，以致停积在胃，用大小承气连下，惟是臭水稀粪而已。于承气汤中但加人参一味服之，虽三四十日所停之完谷及完肉于是方下。盖承气藉人参之力，鼓舞胃气，宿物始动也。

【注释】

［1］筋惕（tì替）肉瞤（shùn顺）：惕，戒惧貌；肉瞤，肌肉掣动状。筋惕肉瞤是指筋肉的抽掣跳动不宁病状。

［2］陶氏黄龙汤：指陶节庵《伤寒六书》中黄龙汤，由大黄、芒硝、枳实、厚朴、人参、当归、桔梗、甘草、生姜、大枣组成，可扶正攻下。与本节所列黄龙汤药味稍有不同。

［3］郁冒：病证名，出自《素问·至真要大论》。主要表现为郁闷头晕，甚则有意识模糊、昏厥，但一般可很快自行恢复。

【提要】讨论阳明腑实证而正气大虚者治用攻补兼施。补泻兼施适用于各种正虚邪实之证，这里仅于腑实正虚证。

【精解】文中强调腑实正虚证发生的原因是应下失下，导致胃腑邪热壅闭，气血耗损已极，甚至元神将脱。但除了这一原因外，还可能是疫病过程中，病邪渐聚胃腑而正气已大虚，或因邪毒之势过盛，形成腑实时，正气已大伤，并不能一概归咎于医生失下。

腑实正虚证的治疗主以补泻兼施，但腑实正虚证表现多端，并不可一概而论。如腑实而正虚不太甚者，未必到"两无生理"的地步，如及时施用补泻兼施之法多能奏效。如属元神将脱之危证，已出现冷汗淋漓、面色苍白、脉微细等脱象，当先固其脱，此时一味攻下不惟攻之不及，不啻加速其亡。对腑实兼正气虚者，主以黄龙汤，该方原出自陶节庵《伤寒六书·杀车槌法》卷三，吴氏黄龙汤则用其方去桔梗、甘草、生姜、大枣加地黄，也可看作是大承气汤加补气血之人参、地黄、当归，有攻逐肠胃结热、补益气血之功。对阳明腑实证虚象不著，在用攻下后邪实去而虚象明显者，可用补虚之剂，如人参养营汤。如攻邪之后表现为阴虚，或肺胃阴伤，或肝肾阴伤，则应以养阴为主。如表现为气阴两虚之证，用吴氏人参养营汤较为合适。该方实取生脉散与四物汤之意，不仅适用于下后气阴两伤者，对其他各种邪热已去而气阴不足者均可用。

【医案举隅】

案 1 程某，男，66 岁。

[病史] 2000 年 5 月 14 日初诊。5 日前患者因过食油炸食物，食后即感胃脘部不适，继而出现脘腹胀满，呕吐，呕吐物为未消化食物，味酸腐，经门诊入院后经中、西药治疗无效而收住入院。胃镜检查提示：十二指肠球炎伴幽门梗阻。诊时症见：患者神疲少气，脘腹胀满，痛处拒按，口干舌燥，舌苔焦黄，脉弦而数。

[诊断] 证属阳明腑实兼气血虚弱。

[治法] 宜泻热通便，益气养阴。

[方药] 方用黄龙汤加减：大黄 10g（后下），芒硝 6g（冲服），枳实 6g，厚朴 6g，甘草 5g，党参 10g，当归 10g，麦冬 10g，大枣 3 枚，生姜 3 片，服上药 1 剂大便即通，2 剂后脘腹胀痛基本消失。继用参苓白术散调治而愈。

刘同达. 黄龙汤临床应用 [J]. 安徽中医临床杂志，2001（4）：300-301.

按语：本例患者因过食油炸食物导致肠胃壅滞、升降失常，然患者年过六旬加之反复呕吐气阴受损，故用黄龙汤加减，取大黄、芒硝、枳实、厚朴通积导滞，党参、麦冬、甘草、生姜、大枣益气建中、养阴扶正，全方攻补兼施，方药得当起效迅捷。

案 2 刘某，女，26 岁，2000 年 4 月 11 日初诊。

[病史] 患者自幼体弱，食少面黄。12 岁时发现右下肢后内侧有片状白斑数块，每块大约 1cm²，未做任何诊治。随年龄增长，白斑逐步扩散至腰部，有的数块白斑融合成片，最大约 6cm×15cm；伴头晕乏力，纳差食少，面色萎黄，消瘦体弱，舌质淡黯，苔薄白，脉沉细。

[方药] 予人参养营汤加减：炙黄芪 40g，潞党参 30g，赤芍、白芍、丹参、制何首乌各 20g，炒白术、茯苓、生地黄、熟地黄、刺蒺藜、白芷、补骨脂各 15g，炙甘草、当归、桃仁各 10g，炙远志 8g，陈皮、五味子、红花各 6g。5 剂，日服 1 剂。另予补骨脂酊外擦患处，每日 2 次。

复诊（4 月 20 日）：头晕乏力明显减轻，纳食增加。原方再进 10 剂，继续用补骨脂酊外擦患处。

三诊（5月15日）：诸症大减，白斑缩小，大块白斑中间长出点状皮岛。再予原方10剂，并继续用补骨脂酊外擦患处。

四诊（5月30日）：白斑进一步缩小，皮岛增大、增加。按原方改制蜜丸，每日服3次，每次1丸。半年后患者白斑完全消退，面色红润，精神、饮食良好，体重增加。

李晓艳. 人参养营汤化裁治验［J］. 中国中医药信息杂志，2003（7）：71.

按语：患者属气阴两虚之证，予人参养营汤。该方实取生脉散与四物汤之意，不仅适用于下后气阴两伤者，对其他各种邪热已去而气阴不足者均可用。本案用人参养营汤加减治疗白癜风而取效，可谓匠心别具。

案3 陈某某，女，62岁。

［病史］因反复头昏头痛，恶寒发热，咳嗽痰黏1月余，于1993年3月5日来诊，患者于30年前发生脘痛便溏，经年不愈，多次查血发现红白细胞及血色素降低。近10年来反复感冒，常服中西药治疗。1月前因气候变化，减衣太过致头昏头痛、恶寒发热、咳嗽痰黏，四肢乏力视物昏花。经服银翘散、桑菊饮等药，头痛咳嗽有所减轻，但诸症终未能尽除，更增时时冷汗出。诊其面色萎黄，语音低微，唇舌淡白，舌苔薄黄，脉细无力。

［治法］治疗上不宜一味攻邪，而应从气血双补为主，佐以解表化痰。

［方药］予人参养营汤加减：人参10g，炙黄芪30g，白术、茯苓、当归各12g，陈皮、桑叶、菊花、杏仁、瓜壳各10g，生姜3片，大枣15g。

患者服2剂后，精神好转，恶寒头痛消失，但仍咳嗽，痰黏色淡黄或灰白，舌脉无明显变化。鉴于表邪已解，痰热仍存的病机，于前方去桑菊，加黄芩、浙贝母各10g，以增强清肺化痰之力。嘱服2剂，诸症消失，仅感轻微头昏，四肢乏力。书一大剂人参养营汤嘱患者炼蜜为丸，长期服用以巩固疗效，固扶正气。

杜兴民，蒋建云. 人参养营汤加减防治体虚感冒［J］. 四川中医，1995（8）：30.

按语：患者年逾花甲，长期脘痛、便溏、贫血，正气本已亏虚复加外感，再加发表药戕伐正气，致气血更亏，以致时时冷汗自出，脉细弱。患者虽有恶寒发热，头痛咳嗽，痰黄而黏，舌苔薄黄之实象，然而总属老年久病气血两亏，外感风热，痰热郁肺，正不胜邪。予人参养营汤以补益气血。

药烦

【原文】应下失下，真气亏微，及投承气，下咽少顷，额上汗出，发根燥痒，邪火上炎，手足厥冷，甚则振战心烦，坐卧不安，如狂之状。此中气素亏，不能胜药，名为药烦。凡遇此证，急投姜汤即已，药中多加生姜煎服，则无此状矣。更宜均两三次服，以防呕吐不纳。

【提要】讨论因脾胃气虚而致服药后烦躁，即"药烦"的机制和处理方法。

【精解】应下失下后服承气汤，出现额上出汗、头发根燥痒、手足厥冷，甚则振战心烦、坐卧不安、如狂等症状，称之为"药烦"。但如真是应下失下而导致真气亏微，当用补泻兼施之法，仅投姜汤或药中多加生姜，未必能见效。而文中说本证属真气亏微而又用承气汤所致，单用姜似不甚对证。

停药

【原文】服承气腹中不行，或次日方行，或半日仍吐原药。此因病久失下，中气大亏，不能运药，名为停药，乃天元[1]几绝，大凶之兆也。宜生姜以和药性，或加人参以助胃气。更有邪实病重剂轻，亦令不行。

【注释】

[1] 天元：人体之元气。

【提要】讨论服承气汤后，药停胃中而不能发挥攻下作用，甚至吐出，即"停药"的机制和处理方法。

【精解】文中提出了两类发生停药的原因：一是脾胃之气大亏而不能运药，属胃气衰败重证；二是病重药轻，不能发挥攻下祛邪的作用。然而对胃气衰败者如仅用生姜则较勉强，而文中提到加人参以助胃气较为合理。此外，本证既为阳明腑实证又中气大亏，一般当用补泻兼施之法。

虚烦似狂

【原文】时疫坐卧不安，手足不定，卧未稳则起坐，才着坐即乱走，才抽身又欲卧，无有宁刻。或循衣摸床，撮空捻指[1]。师至才诊脉，将手缩去。六脉不甚显，尺脉不至。此平时斫丧[2]，根源亏损，因不胜其邪，元气不能主持，故烦躁不宁，固非狂证，其危有甚于狂也，法当大补。然有急下者，或下后厥回，尺脉至，烦躁少定。此因邪气少退，正气暂复，微阳少伸也。不二时，邪气复聚，前证复起。勿以前下得效，今再下之，下之速死。急宜峻补，补不及者死。此证表里无大热，下证不备者，庶几可生。辟如城郭空虚，虽残寇而能直入，战不可，守不可，其危可知。

【注释】

[1] 撮空捻指：患者在神志不清时，两手伸出不断捻动手指，与撮空理线同义。为病情危重，正气大伤之象。

[2] 斫（zhuó 酌）丧：斫，砍、斩、削也。丧为摧残、伤害身体。斫丧，多指沉溺于酒色，不注意保重、爱惜身体。

【提要】 讨论温疫病正不胜邪时出现虚烦似狂症状的机制和治法。

【精解】 虚烦属烦躁之一种，其产生多由余邪不尽或虚火内扰，如《伤寒论》中栀子豉汤证、《金匮要略》中酸枣仁汤证等，一般病情较轻。但本文所论的虚烦有所不同，属正气大虚或兼有邪实，病情较重。其中又可分为两类：一是温疫病中病邪虽衰而正气亦竭，以致元气不能主持，心神不能内守而虚烦。二是邪实未去而正气已衰，正不胜邪而出现虚烦似狂。针对元气不能主持而引起的虚烦似狂主以大补，如茯苓四逆汤、白通汤等温阳固脱之剂。其中邪已衰而正气大虚者，峻补以救元气；腑实未去而正气大虚者，亦应先峻补以急救，待正回再祛其邪。

神虚谵语

【原文】 应下稽迟[1]，血竭气耗，内热、烦渴、谵语，诸下证具而数下之，渴热并减，下证悉去。五六日后，谵语不止者，不可以为实。此邪气去，元神未复，宜清燥养荣汤加辰砂一钱。郑声[2]谵语，态度无二，但有虚实之分，不应两立名色。

【注释】

[1] 稽（jī 基）迟：稽，留止、延迟。稽迟为迁延，耽搁之意。

[2] 郑声：患者在精神散乱时出现的神识不清、语言重复而语声低怯、断断续续的症状。

【提要】 讨论攻下后出现郑声、谵语的机制及治疗。

【精解】 疫病出现神志不清有谵语和郑声之别：前者属实，为邪热犯于心包而致，多语声有力响亮；后者属虚，为心神不能内守而致，多语音低怯无力而断续反复。吴氏认为郑声、谵语不必区分，但虚实之别是必要的。这里所论神虚谵语，实际上就是郑声。对该证的治疗所用的清燥养荣汤有滋养阴液之功，加入辰砂可宁心安神。但如果属元神大虚而不能内守者，该方补益元气之力不强，仅养阴恐难取速效。

夺气不语

【原文】时疫下后，气血俱虚，神思不清，惟向里床睡，似寐非寐，似窬非窬，呼之不应。此正气夺，与其服药不当，莫如静守虚回而神思自清，语言渐朗。若攻之，脉必反数，四肢渐厥。此虚虚之祸，危在旦夕。凡见此证，表里无大热者，宜人参养荣汤补之。能食者，自然虚回而前证自除；设不食者，正气愈夺，虚证转加，法当峻补。

【提要】讨论攻下后正气大虚后神思不清、不语的处理。

【精解】本证可出现于温疫病攻下后邪虽去而正虚时，其病机与上节"神虚谵语"证相似，因而治法证以补正为主，采用人参养荣汤。同时也强调了疫病后期饮食调养的重要性，如能进食其虚自然可复。当然，除了食养外，也可适当投用补虚和胃之剂。此外，温疫病后期出现神思不清、不语者并非都是纯虚之证，本书中有"主客交"节，疫病后期见身疼发热，彻夜不寐者，用三甲散治之，与夺气不语证虚实迥然不同，故治法也有补泻之别。

老少异治

【原文】三春[1]旱草，得雨滋荣；残腊[2]枯枝，虽灌弗泽。凡年高之人，最忌剥削，设投承气，以一当十；设用参术，十不抵一。盖老年荣卫枯涩，几微之元气易耗而难复也。不比少年气血生机甚捷，其势勃然，但得邪气一除，正气随复。所以老年慎泻，少年慎补，何况误用耶？万有年高禀厚，年少赋薄者，又当从权，勿以常论。

【注释】

[1]三春：指春季。旧称阴历正月为孟春，二月为仲春，三月为季春，合称"三春"。

[2]残腊：腊月的尽头，指残冬之时。

【提要】讨论年龄与治法的关系，指出老人慎泻，少年慎补。

【精解】人的年龄与体质状况有密切的联系，一般来说，年老者体质衰退，攻伐之剂更易伤其正气，即吴氏所谓"设投承气，以一当十"。此处"以一当十"是指其损伤正气的作用大于常人。但年龄与体质的关系也不是绝对的，正如文中所说的："有年高禀厚，年少赋薄者。"因而临床上既要考虑到年龄因素，更要对患者全身情况作全面分析。

妄投破气药论

【原文】温疫心下胀满，邪在里也。若纯用青皮、枳实、槟榔诸香燥破气之品，冀其宽胀，此大谬也。不知内壅气闭，原有主客[1]之分。假令根于七情郁怒，肝气上升，饮食过度，胃气填实，本无外来邪毒、客气相干，止不过自身之气壅滞，投木香、砂仁、豆蔻、枳壳之类，上升者即降，气闭者即通，无不见效。今疫毒之气，传于胸胃，以致升降之气不利，因而胀满，实为客邪累及本气，但得客气一除，本气自然升降，胀满立消。若专用破气之剂，但能破正气，毒邪何自而泄？胀满何由而消？治法非用小承气弗愈。既而肠胃燥结，下既不通，中气郁滞，上焦之气不能下降，因而充积，即膜原或有未尽之邪，亦无前进之路，于是表里上中下三焦皆阻，故为痞满燥实之证。得大承气一行，所谓一窍通诸窍皆通，大关[2]通而百关尽通也。向所郁于肠胃之邪，由此而下，肠胃既舒，在膜原设有所传不尽之余邪，方能到胃，乘势而下也。譬若河道阻塞，前舟既行，余舟连尾而下矣。至是邪结并去，胀满顿除，皆藉大黄之力。大黄本非破气药，以其润而最降，故能逐邪拔毒，破结导滞，加以枳、朴者，不无佐使云尔。若纯用破气之品，津液愈耗，热结愈固，滞气无门而出，疫毒无路而泄，乃望其宽胸利膈，惑之甚矣。

【注释】

[1]主客：外来致病者为客气，内生者为主气，又称本气。

[2]大关：主要的关口，此处指肠道。

【提要】讨论对热结在里所致心下胀满者的治疗宜忌。

【精解】温疫病胃腑热结多见心下痞满，但热结阻于胃腑，其胀满并不限于心下，而是脘腹俱胀。所以文中所说"心下胀满"实际泛指脘腹的胀满。此外，心下胀满并非仅有胃腑热结一证，余如痰热阻膈、食滞中停等也可导致心下胀满。如心下胀满由胃腑热结所致，当治以通腑泄热，若仅用破气药只能耗伤人体正气，不能驱除病邪，是为舍本求末。但这并不是说就不能用破气药，在承气汤中即有枳实、厚朴等破气药，而其他原因引起的心下胀满，破气、行气之品也常配合使用。故吴氏文中不言忌用破气药而言不能"妄投""纯用"。对本证的治疗，有大、小承气汤之别：胀满偏上者主以小承气汤，痞满燥实而表里上中下皆阻者主以大承气汤。如心下胀满不是由胃腑热结引起的，就不可滥用承气汤，其中属痰热者当清化痰热，属食滞者当消食化滞等。

妄投补剂论

【原文】有邪不除，淹缠日久，必至尫羸[1]。庸医望之，辄用补剂，殊不知无邪不病，邪去而正气得通，何患乎虚之不复也？今投补剂，邪气益固，正气日郁，转郁转热，转热转瘦，转瘦转补，转补转郁，循环不已，乃至骨立[2]而毙。犹言服参几许，补之不及，天数也[3]。病家止误一人，医者终身不悟，不知杀人无算。

【注释】

[1]尫羸（wāng léi 汪雷）：胫、背、胸弯曲谓之尫。尫羸，瘦弱无力。

[2]骨立：指肌肉极度消瘦，骨瘦如柴状。

[3]天数：命中注定。

【提要】论述病邪未除而妄用补剂之害。

【精解】温疫病的后期，病邪未除而表现有虚羸症状的，如用补剂，只能助邪而病不能愈，甚至导致人体气血津液耗尽而死。这类病证的治疗应立足于祛邪，"邪去而正气得通"。在临床上，对邪未去而正气大伤者，妥善的治法是补泻兼施，不可仅投补剂。而补法应根据正虚的类型而定，并非只有补气一法。特别是温热病多见邪热伤阴，故补法多用养阴。当然，对于邪已去而出现虚损症状的，治当以补法为主，就不能拘于"邪去而正气得通，何患乎虚之不复"，消极等待虚复。

妄投寒凉药论

【原文】邪疫结于膜原，与卫气并，固而昼夜发热，五更稍减，日晡益甚，此与瘅疟相类。瘅疟热短，过时如失，明日至期复热。今温疫热长，十二时中首尾相接，寅卯[1]之间，乃其热之首尾也。即二时余焰不清，似乎日夜发热。且其始也。邪结膜原，气并为热，胃本无病，误用寒凉，妄伐生气，此其误者一；及邪传胃，烦渴口燥，舌干胎刺，气喷如火，心腹痞满，午后潮热，此应下之证。若用大剂芩、连、栀、柏，专务

52

清热，竟不知热不能自成其热，皆由邪在胃家，阻碍正气，郁而不通，火亦留止，积火成热。但知火与热，不知因邪而为火热。智者必投承气，逐去其邪，气行火泄，而热自已。若概用寒凉，何异扬汤止沸？每见今医好用黄连解毒汤[2]、黄连泻心汤[3]，盖本《素问》热淫所胜，治以寒凉，以为圣人之言必不我欺，况热病用寒药，最是捷径，又何疑乎？每遇热甚，反指大黄能泄而损元气，黄连清热，且不伤元气，更无下泄之患，且得病家无有疑虑，守此以为良法。由是凡遇热证，大剂与之，二三钱不已，增至四五钱，热又不已，昼夜连进，其病转剧，至此技穷力竭，反谓事理当然。又见有等日久，腹皮贴背，乃调胃承气证也，况无痞满，益不敢议承气，唯类聚寒凉，专务清热。又思寒凉之最者莫如黄连，因而再倍之，日近危笃。有邪不除，耽误至死，犹言服黄连至几两，热不能清，非药之不到，或言不治之证，或言病者之数也。他日凡遇此证，每每如是，虽父母妻子，不过以此法毒之。盖不知黄连苦而性滞，寒而气燥，与大黄均为寒药，大黄走而不守，黄连守而不走，一燥一润，一通一塞，相去甚远。且疫邪首尾以通行为治，若用黄连，反招闭塞之害，邪毒何由以泄？病根何由以拔？既不知病原，焉能以愈疾耶？

问曰：间有进黄连而得效者，何也？曰：其人正气素胜，又因所受之邪本微，此不药自愈之证。医者误投温补，转补转郁，转郁转热，此以三分客热[4]，转加七分本热[5]也。客热者，因客邪所郁，正分之热也，此非黄连可愈；本热者，因误投温补，正气转郁，反致热极，故续加烦渴、不眠、谵语等症，此非正分之热，乃庸医添造分外之热也，因投黄连，于是烦渴、不眠、谵语等症顿去。要之，黄连但可清去七分无邪本热，又因热减而正气即回，所存三分有邪客热，气行即已也。医者不解，遂以为黄连得效，他日藉此概治客热，则无效矣。必以昔效而今不效，疑其病原本重，非药之不到也，执迷不悟，所害更不可胜计矣。

问曰：间有未经温补之误，进黄连而疾愈者，何也？曰：凡元气胜病为易治，病胜元气为难治。元气胜病者，虽误治，未必皆死；病胜元气者，稍误未有不死者。此因其人元气素胜，所感之邪本微，是正气有余，足以胜病也，虽少与黄连，不能抑郁正气，此为小逆，以正气犹胜而疾幸愈也。医者不解，窃自邀功。他日设遇邪气胜者，非导邪不能瘳其疾，误投黄连反招闭塞之害，未有不危者。

【注释】

[1] 寅卯：寅时为上午3~5点，卯时为上午5~7点。

［2］黄连解毒汤：方出《外台秘要》，由黄连、黄芩、黄柏、栀子组成，有清热解毒泻火的作用。

［3］黄连泻心汤：似指黄连汤，方出《伤寒论》，由黄连、炙甘草、干姜、桂枝、人参、半夏、大枣组成。也有认为是指《伤寒论》大黄黄连泻心汤，但该方主以大黄，与吴氏驳斥不用大黄之意不合。

［4］客热：因外邪而引起的发热。

［5］本热：因体内阳气郁盛而发热。

【提要】讨论对热结胃腑证妄投寒凉药的危害及其机制。

【精解】文中所说不可妄投寒凉的病证主要是邪在膜原和疫邪传胃证，而其所说的疫邪传又是指热结胃腑证。热结胃腑证为有形之邪内结，当然不可用芩、连、栀、柏，而必须攻下热结，火热方退。吴氏又提出了"疫邪首尾以通行为治"的观点，这指温疫病自始至终应保持肠胃气机通利，宜大黄忌黄连，注意始终使病邪外出的通道畅通，包括腠理闭塞者宣发其表，火邪内伏者透达其热，肠腑不通者通导大便，热结膀胱通利小便等等，所以通行之法并不限于大黄。

吴氏在本节中提出了"本热"与"客热"的概念，其原意是为区别胃腑热结所引起之热与其他发热之不同。然而把"客热"仅指腑实证之发热，过于局限。文中所说的"本热"主要指误投温补而导致的发热，但这种情况较少见，当然，更不能把胃腑热结发热以外的发热都称为"本热"。但文中认为"黄连但可清去七分无邪本热"，而实际上，黄连等苦寒清热药也是清客邪所致发热的重要药物，只是其治疗的属无形邪热。历代以黄连等寒凉清热药治疗外感热病邪热炽盛是行之有效的治法，只是在运用时须分清是有形热结还是无形邪热，不可一概否定。此外，如确是误用温补而致阳气内郁发热者，只要停药其热自退，也不是黄连等苦寒药的适应证。

大便

【原文】热结旁流、协热下利[1]、大便闭结、大肠胶闭[2]，总之邪在里，其证不同者，在乎通塞之间耳。

协热下利者，其人大便素不调，邪气忽乘于胃，便作烦渴，一如平时泄泻稀粪而色不败，其色但焦黄而已。此伏邪传里，不能稽留于胃，至午后潮热，便作泄泻，子后[3]热退，泄泻亦减。次日不作潮热，利亦止，为病愈，潮热未除，利不止者，宜小承气汤，以撤其余邪而利自止。

利止二三日后，午后忽加烦渴、潮热、下泄，仍如前症，此伏邪未尽，复传到胃也，治法同前。

大便闭结者，疫邪传里，内热壅郁，宿粪不行，蒸而为结，渐至更硬。下之，结粪一行，瘀热自除，诸证悉去。

热结旁流者，以胃家实，内热壅闭，先大便闭结，续得下利纯臭水，全然无粪，日三四度，或十数度，宜大承气汤，得结粪而利立止。服汤不得结粪，仍下利纯臭水及所进汤药，因大肠邪胜，失其传送之职，知邪犹在也，病必不减，宜更下之。

大肠胶闭者，其人平素大便不实，设遇疫邪传里，但蒸作极臭，然如黏胶，至死不结，但愈蒸愈闭，以致胃气不能下行，疫毒无路而出，不下即死。但得黏胶一去，下证自除，霍然而愈。

温疫愈后三五日，或数日，反腹痛里急者，非前病原也，此下焦别有伏邪所发，欲作滞下也。发于气分则为白积，发于血分则为红积，气血俱病，红白相兼。邪尽利止，未止者，宜芍药汤。

愈后大便数日不行，别无他证，此足三阴不足，以致大肠虚燥。此不可攻，饮食渐加，津液流通，自能润下也。觉谷道夯闷[4]，宜作蜜煎导，甚则宜六成汤。

病愈后，脉迟细而弱，每至黎明，或夜半后，便作泄泻，此命门真阳不足，宜七成汤。或亦有杂证属实者，宜大黄丸[5]，下之立愈。

六成汤

当归一钱五分　白芍药一钱　地黄五钱　天门冬一钱　肉苁蓉三钱　麦门冬一钱

照常煎服。日后更燥者，宜六味丸[6]，少减泽泻。

七成汤

破故纸（炒，锤碎）三钱　熟附子一钱　辽五味八分　白茯苓一钱　人参一钱　甘草（炙，五分）

照常煎服。愈后更发者，宜八味丸[7]，倍加附子。

【注释】

[1]协热下利：指疫邪传胃，里热炽盛，肠腑传导失常而下利。与《伤寒论》之协热下利不同。

[2]大肠胶闭：指肠腑热盛，粪便蒸作黏胶状内阻而闭结不通。

[3]子后：子时，十二时辰之一，夜半十一时至一时。子后，指后半夜。

[4]谷道夯（hāng）闷：谷道，指直肠到肛门的部分。夯，一种筑实地

基的工具。谷道夯闷，指直肠到肛门部位有燥粪阻塞欲解不能之感。

［5］大黄丸：《刘涓子鬼遗方》《圣济总录》《卫生宝鉴》等书中均载有大黄丸，药味各不相同。此处究竟指何方不详。

［6］六味丸：即六味地黄丸。

［7］八味丸：即金匮肾气丸。

【提要】论述温疫病中几种常见大便异常的成因、表现及治疗方法。

【精解】疫病因大肠传导功能失常而导致大便异常可分为通塞两类：如肠道有结粪而致下利纯臭水之热结旁流；泄泻稀粪、色焦黄之协热下利；宿粪不行、腹满硬痛之大便闭结；大便呈黏胶状而秘结不通之大肠胶闭；疫病后腹痛里急、下利赤白之痢疾；病后期肠液耗损，大便数日不行之大肠虚燥；命门真阳不足之五更泄泻等。这些大便异常以病机言，不外虚实两种；以症状言，不外便闭与便泄两类。

吴氏认为热结旁流、协热下利、大便闭结、大肠胶闭皆因疫邪从膜原入里，内犯胃腑，致大肠传导功能失常。其便闭与便泻的不同在于腑气的通塞：燥屎或胶粪内阻，腑气不通者，则为便闭；邪热亢进，传导无度，或燥屎内结，津液旁流，则为便泄。对这类大便异常的治疗均要泻下逐邪，多采用《伤寒论》的承气汤。便闭者，攻下通腑则便自通；便泄者，腑实荡涤则泄自止，即"通因通用"法。疫邪传胃后，导致不同大便异常的原因，一方面如文中所说与患者体质有关，另一方面也是由感邪性质所决定。一般说来，感受温热之邪，热邪深入与宿粪相搏，劫灼津液，多致燥屎内结；而湿热内侵与积滞胶结胃肠，则多表现为便溏不爽。

文中提出温疫病后期疫邪虽祛，而津液受伤，肠道失却濡养，也可致大便数日不行，称为大肠虚燥。对因虚而致燥证的治疗，切忌苦寒攻下，同时还要注重调养脾胃。阴液耗伤，得脾胃化生的津液滋养自能恢复，则大便亦得以畅通。本文中创立润肠通便的六成汤，以治大肠虚燥之证。方中生地、当归、白芍滋补阴血，天、麦二冬生津增液，肉苁蓉补肾润肠，诸药配合，共奏养阴生津、润燥滑肠之功。但肉苁蓉性偏温热，用于温疫后期肠燥便闭之证，似有不妥。

小便

【原文】热到膀胱，小便赤色；邪到膀胱，干于气分，小便胶浊；干于血分，溺血蓄血；留邪欲出，小便数急；膀胱不约，小便自遗；膀胱热结，小便闭塞。

热到膀胱者，其邪在胃，胃热灼于下焦，在膀胱但有热而无邪，惟令小便赤色而已，其治在胃。

邪到膀胱者，乃疫邪分布下焦，膀胱实有之邪，不一于热也。从胃家来，治在胃，兼治膀胱。若纯治膀胱，胃气乘势拥入膀胱，非其治也。若肠胃无邪，独小便急数，或白膏如马遗[1]，其治在膀胱，宜猪苓汤。

猪苓汤

邪干气分者宜之。

猪苓二钱　泽泻一钱　滑石五分　甘草八分　木通一钱　车前二钱

灯心煎服。

桃仁汤

邪干血分者宜之。

桃仁三钱（研如泥）　丹皮一钱　当归一钱　赤芍一钱　阿胶二钱　滑石二钱

照常煎服。小腹痛，按之硬痛，小便自调，有蓄血也，加大黄三钱，甚则抵当汤。药分三等，随其病之轻重而施治。

【注释】

[1] 马遗：遗即便溺。马遗指马尿。

【提要】论述温疫病中常见的小便异常的表现以及热到膀胱和邪到膀胱在病机、症状上的区别和治疗方药的不同。

【精解】文中所说热到膀胱，消灼津液，并非标志疫邪已传入膀胱，仅胃中邪热导致津液受伤而表现为小便黄赤。而邪到膀胱是疫邪已从胃腑深入膀胱，膀胱既有疫邪，又有邪热。其中邪到膀胱又有干于气分与干于血分之别：疫邪侵犯气分，多见小便黏稠而混浊；疫邪侵犯血分，或迫血妄行而小溲带血，或与血结而蓄结于内，致少腹硬满、按之疼痛，小便自调。这一区分，便于明确疫邪部位，对指导治疗有一定的意义。但热与邪也不能绝对分开，疫邪致病就会产生热象，有邪就有热，热象就是疫邪属性的反映。

热到膀胱与邪到膀胱的治疗有所不同：热到膀胱者，只是由胃中邪热波及所致，膀胱并无疫邪侵犯，只须清泄胃中邪热，小便自能正常。而邪到膀胱者则需治膀胱。文中所说邪干气分，是疫邪内传与水互结，导致膀胱气化不利，故用猪苓汤导湿利水，泄热开结。方中猪苓利水渗湿为君；配泽泻、木通、车前子利水湿、泄湿热；滑石、甘草加强利水之效。本方虽由《伤寒论》猪苓汤加减而来，然功效有所不同。邪干血分者，是疫邪与瘀血相搏，阻于膀胱。瘀血内阻，血不循经，故可见溺血；严重者可形成腹硬痛、拒按之蓄血证。对溺血者，治以活血化瘀止血，用桃仁汤。方中桃仁、丹皮、赤芍、当归活血化瘀，阿胶养血止血，滑石滑利清降、导瘀血下行，瘀血得去则血能循经，则溺血自止。若为蓄血证，轻者可在上方内加大黄以增活血散瘀之功，甚至可用仲景抵当汤。这是根据疫邪传变以及病变部位、性质不同，而采用不同的治疗方法，体现了"辨证求因，审因论治"的治疗原则。

【医案举隅】

案1 李某，女，46岁。

[病史] 初诊日期：2014年7月14日。患者身高163cm，体重60kg。2014年体检发现鳞癌抗原（SCC）升高，妇科B超示宫颈占位可能，TCT查见癌细胞。3月13日于某医院行"广泛子宫切除＋盆腔淋巴结清扫术"。术后病理：宫颈中分化鳞形细胞癌Ⅱ级，分期属Ⅰb1期。目前已化疗3次，放疗23次。既往糖尿病史2年余，皮下注射胰岛素早餐后14U，晚餐后16U，血糖控制可。刻诊：形体中等，面黄少泽，双手肤色暗，尿道口分泌物多，伴尿频、尿失禁，夜尿2次；记忆力下降，脚汗重；易烦躁，夜寐不沉；舌暗红，脉浮数。

[诊断] ①宫颈癌Ⅰb1期术后化疗3疗程后。②宫颈癌Ⅰb1期术后放疗后。

[辨证] 水热蓄结下焦，手术与放化疗致阴血受损。

[治则] 利水渗湿、滋阴清热；方以猪苓汤。

[方药] 猪苓20g，茯苓30g，泽泻30g，阿胶（烊化）10g，滑石（包煎）20g。每日1剂，水煎服，服5天停2天。

二诊（2014年9月12日）：当地医院妇科检查未见明显异常。8月7日第4次化疗结束。血常规：血红蛋白103g/L。心电图提示偶发期前收缩。药后面色转红润，睡眠较前好转，服药期间尿道症状改善明显，但服药间歇时尿路症状又有反复。原方去阿胶，猪苓加至30g。

三诊（2014年11月17日）：复查血常规示血红蛋白水平已恢复正常。现尿路症状不明显，劳累后尿道分泌物多，夜间手指僵。原方加墨旱莲20g。

四诊（2015年4月10日）：服药期间尿道症状可控制，已2个月未服中药，现晨间手指僵，尿路症状明显，入夜汗出，食欲尚可，大便正常。近期复查，相关指标均未见明显异常。原方续服。嘱患者可长期服用此方，如不适随诊。

复诊（2015年7月31日）：近期停药，尿路症状再次出现，尿道口分泌物多，憋不住小便，大便偏干。原方续服。

随访（2017年2月20日）：上方长期服用至2016年9月，后停药至今，目前一般情况均可，无明显不适，饮食睡眠正常，二便正常。近期复查提示血脂稍高，肿瘤标志物、血常规、肝肾功能、B 超等辅助检查均正常。嘱其适当运动，控制高脂食物摄入。

石海波，梅莉芳，周红光. 黄煌运用猪苓汤调治宫颈癌放化疗后经验[J]. 上海中医药杂志，2017，51（7）：31-33.

按语：本患者因宫颈癌手术、放化疗后出现不适而求诊，以"尿道口分泌物较多，伴尿频、尿失禁""易烦躁，夜寐不沉，记忆力下降"等为主要症状，结合舌暗红、脉浮数；结合猪苓汤使用指征，方证相应，故处以本方。二诊时患者症状较前好转，但服药间歇尿路症状又反复，故将猪苓加至 30g 以增强清热渗湿之力，另去阿胶，以防其影响患者雌激素水平。

前后虚实

【原文】病有先虚后实者，宜先补而后泻；先实而后虚者，宜先泻而后补。假令先虚后实者，或因他病先亏，或因年高血弱，或因先有劳倦之极，或因新产下血过多，或旧有吐血及崩漏之证，时疫将发，即触动旧疾，或吐血，或崩漏，以致亡血过多，然后疫气渐渐加重，以上并宜先补而后泻。泻者，谓疏导之剂，并承气下药，概而言之也。凡遇先虚后实者，此万不得已而投补剂一、二帖后，虚证少退，便宜治疫。若补剂连进，必助疫邪，祸害随至。假令先实而后虚者，疫邪应下失下，血液为热搏尽，原邪尚在，宜急下之。邪退六七，急宜补之，虚回五六，慎勿再补。多服则前邪复起。下后必竟加添虚证者方补，若以意揣度其虚，不加虚证，误用补剂，贻害不浅。

【提要】讨论先虚后实、先实后虚病证的原因、治则以及治疗宜忌。

【精解】吴氏主张对先虚后实之证，如病初有吐血或崩漏复作而致阴血亏损的虚象，应先补后泻。用补益剂后，正气渐回而疫邪致病证候明显，再转手攻逐邪气。同时注意投补药不可过剂，以防助邪生变，因正气较虚，攻邪也不可过猛，以免损伤正气。但临床上对此类证候，多可采用攻补兼施之法，不必囿于吴氏"先补后泻"之说。至于先实后虚的治疗，吴氏主张治当先泻后补，急予承气攻下腑实，待邪去六七分，再投补益之剂。但临床上对此类里实较甚而阴伤亦著的证候，未必都要先泻后补，而是多用攻补兼施，如《温病条辨》中所用增液承气汤、新加黄龙汤等。文中强调温疫病下后是否要投补剂，应以是否有虚证为依据，不可未见虚象而滥用补剂。吴氏针对温疫病过程中出现的虚实错杂证候，根据先虚后实和先实后虚制定了先补后泻、先泻后补的治则。但在临床上仅以虚实出现的"先""后"为依据，先出现者先治，后出现者后治，似有失片面。对虚实挟杂之证的治疗主要是辨别邪实与正虚孰缓急？孰轻孰重？或先治其虚，或先攻其邪，或攻补兼施，随证施治。

脉厥

【原文】温疫得里证，神色不败，言动自如，别无怪证，忽然六脉[1]如丝，微沉细而软，甚至于无，或两手俱无，或一手先伏。察其人不应有此脉，今有此脉者，皆缘应下失下，内结壅闭，营气逆于内，不能达于四末，此脉厥也。亦多有过用黄连、石膏诸寒之剂，强遏其热，致邪愈结，脉愈不行。医见脉微欲绝，以为阳证得阴脉为不治，委而弃之，以此误人其众。若更用人参、生脉散辈，祸不旋踵。宜承气缓缓下之，六脉自复。

【注释】

[1]六脉：左、右手寸、关、尺各三部，合称六脉。

【提要】讨论"脉厥"的病机、临床表现、治法方药以及治疗禁忌。

【精解】文中提出温疫病出现"脉厥"多由于疫邪传里，燥屎壅闭，阳气不能外达所致。与元阳欲绝，无力鼓动血脉运行的脱证所见脉微欲绝完全不同。又认为对燥屎内结之证，滥用黄连、石膏寒凉阴凝之品，也是造成脉厥的重要原因。但在临床上脉厥并非都是由应下失下或误用寒凉所致，如无形邪热内郁同样也可以出现脉厥。文中提出，脉厥的辨证关键在于"察其人不应有此脉，今有此脉者"，即患者在一派里实热证表现的同时，出现脉细或消失，实际即是伏脉。治疗可用承气汤下之，使燥屎外泄则气机可以舒展，营气血脉通畅，脉厥自能恢复。但从临床来看，这种脉厥较少见，在外感温热病过程中，出现脉细如丝或微弱欲绝者，多数属元气大虚，甚至外脱，不可一见脉细便投攻下之剂。

脉证不应

【原文】表证脉不浮者，可汗而解，以邪气微，不能牵引正气，故脉不应。里证脉不沉者，可下而解，以邪气微，不能抑郁正气，故脉不应。阳证见阴脉，有可生者，神色不败，言动自如，乃禀赋脉也。再问前日无此脉，乃脉厥也。下后脉实，亦有病愈者。但得证减，复有实脉，乃天年脉[1]也。夫脉不可一途而取，须以神气形色病证相参，以决安危为善。

张昆源正[2]，年六旬，得滞下，后重窘急，日三四十度，脉常歇止。诸医以为雀啄脉[3]，必死之候，咸不用药。延予诊视，其脉参伍不调[4]，或二动一止，或三动一止而复来，此涩脉也。年高血弱，下利脓血，六脉短涩，固非所能任。询其饮食不减，形色不变，声音烈烈[5]，言语如常，非危证也。遂用芍药汤加大黄三钱，大下纯脓成块者两碗许，自觉舒快，脉气渐续，而利亦止。数年后又得伤风，咳嗽，痰涎涌甚，诊之又得前脉，与杏桔汤[6]二剂，嗽止脉调。乃见其妇，凡病善作此脉。大抵治病，务以形色脉证参考，庶不失其大体，方可定其吉凶也。

【注释】

［1］天年脉：天年，指人的自然年寿。天年脉指平素的脉搏。

［2］正：指正室，即妻子。

［3］雀啄脉：一种急数，节律不调，止而复作，如雀啄食样的脉象。

［4］参伍不调：形容脉搏不整，三至或五至一停。

［5］声音烈烈：烈，火势猛，引申为猛烈，强烈。声音烈烈，形容语音洪亮。

［6］杏桔汤：为疏风宣肺化痰之剂，具体药物不详。

【提要】论述温疫病几种脉证不应的辨证。

【精解】文中指出脉证不符并非皆为病情险恶的表现，如患者神情、面色无衰败之证，言动自如，虽见阴小脉，可能是患者平素即有这种脉，或为脉厥的表现。故强调"夫脉不可一途而取，须以神气形色病症相参，以决安危为善"，也就是脉证必须合参。古代医家历来有舍脉从证、舍证从脉之论，而吴氏之论多为舍脉从证。脉证的取舍应依据疾病之本质，脉与本质不符者，则舍脉，证与本质不符者，则舍证，临证时应具体情况具体分析。

体厥

【原文】阳证脉阴，身冷如冰，为体厥。

施幼声，卖卜[1]颇行，年四旬，禀赋肥甚。六月患时疫，口燥舌干，苔刺如锋，不时太息，咽喉肿痛，心腹胀满，按之痛甚，渴思冰水，日晡益甚，小便赤涩，得涓滴则痛甚。此下证悉备，但通身肌表如冰，指甲青黑，六脉如丝，寻之则有，稍按则无。医者不究里证热极，但引《陶氏全生集》[2]，以为阳证。但手足厥逆，若冷过乎肘膝，便是阴证，今已通身冰冷，比之冷过肘膝更甚，宜其为阴证一也。且陶氏以脉分阴阳二证，全在有力无力中分，今已脉微欲绝，按之如无，比之无力更甚，宜其为阴证二也。阴证而得阴脉之至，有何说焉？以内诸阳证，竟置不问，遂投附子理中汤。未服，延于至，以脉相参，表里正较，此阳证之最者，下证悉具，但嫌下之晚耳。盖因内热之极，气道壅闭，乃至脉微欲绝，此脉厥也。阳郁则四肢厥逆。若素禀肥盛，尤易壅闭，今亡阳已极，以至通身冰冷，此体厥也。六脉如无者，群龙无首之象，证亦危矣。急投大承气汤，嘱其缓缓下之，脉至厥回，便得生矣。其妻闻一曰阴证，一曰阳证，天地悬隔，疑而不服。更请一医，指言阴毒，须灸丹田。其兄叠延三医续至，皆言阴证，妻乃惶惑。病者自言："何不卜之神明？"遂卜得从阴则吉，从阳则凶，更惑于医之议阴证者居多，乃进附子汤。下之如火，烦躁顿加。乃叹曰：吾已矣，药之所误也。言未已，更加之，不逾时乃卒。嗟乎！向以卜谋生，终以卜致死，欺人还自误，可为医巫之鉴。

【注释】

［1］卖卜（bǔ补）：卜，指以占卜谋生。

［2］陶氏全生集：指陶节庵的《伤寒全生集》。

【提要】讨论体厥。

【精解】体厥，是指全身里热炽盛的同时，体表冰凉，脉伏或细小如丝。这种病证在临床上应与阳气大虚之身冷、脉微证区别。所附施幼声案，庸医不识为体厥，误认阳虚，致误药害人，诚可为戒。吴氏所说"向以卜谋生，终以卜致死，欺人还自误，可为医巫之鉴"，是其信医不可信巫的唯物思想的反映。

乘除

【原文】病有纯虚纯实，非补即泻，何有乘除？设遇既虚且实者，补泻间用，当详孰先孰后，从少从多，可缓可急，随其证而调之。

医案：吴江沈青来正，少寡，素多郁怒，而有吐血证，岁三四发，吐后即已，无有他证，盖不以为事也。三月间，别无他故，忽有小发热，头疼身痛，不恶寒而微渴。恶寒不渴者，感冒风寒，今不恶寒微渴者，疫也。至第二日，旧证大发，吐血胜常，更加眩晕、手振烦躁，种种虚躁，饮食不进，且热渐加重。医者病者，但见吐血，以为旧证复发，不知其为疫也。故以发热认为阴虚，头疼身痛认为血虚，不察未吐血前一日，已有前证，非吐血后所加之证也。诸医议补，问予可否？余曰：失血补虚，权宜则可。盖吐血者，内有结血，正血不归经，所以吐也。结血牢固，岂能吐乎？能去其结，于中无阻，血自归经，方冀不发。若吐后专补，内则血满，既满不归，血从上溢也。设用寒凉尤误。投补剂者，只顾目前之虚，用参暂效，不能拔去病根，日后又发也。况又兼疫，今非昔比，今因疫而发，血脱为虚，邪在为实，是虚中有实。若投补剂，始则以实填虚，沾其补益，既而以实填实，灾害并至。于是暂用人参二钱，以茯苓、归、芍佐之，两剂后，虚证咸退，热减六七。医者病者皆谓用参得效，均欲速进。余禁之不止，乃恣意续进，便觉心胸烦闷，腹中不和，若有积气，求哕不得，此气不时上升，便欲作呕，心下难过，遍体不舒，终夜不寐，喜按摩捶击，此皆外加有余之变证也。所以然者，止有三分之疫，只应三分之热，适有七分之虚，经络枯涩，阳气内陷，故有十分之热。分而言之，其间是三分实热，七分虚热也。向则本气空虚，不与邪搏，故无有余之证，但虚不任邪，惟懊憹、郁冒、眩晕而已。今投补剂，是以虚证减去，热减六七，所余三分之热者，实热也，乃是病邪所致，断非人参可除者。今再服之，反助疫邪，邪正相搏，故加有余之变证。因少与承气，微利之而愈。按：此病设不用利药，宜静养数日亦愈。以其人大便一二日一解，则知胃气通行，邪气在内，日从胃气下趋，故自愈。间有大便自调而不愈者，内有湾粪，隐曲不得下，下得宿粪极臭者，病始愈。设邪未去，恣意投参，病乃益固，日久不除，医见形体渐瘦，便指为怯证，愈补愈危，死者多矣。要之，真怯证世间从来罕有，令患怯证者，皆是人参造成。近代参价若金，服者不便，是以此证不生于贫家，多生于富室也。

【提要】论述疫病虚实挟杂证的治则。

【精解】疫病虚实挟杂证的治则，借用算术上乘除的术语，认为当详孰先孰后，从少从多，可缓可急，随其证而调之。但后人评价吴氏，多强调其擅长攻邪，而忽视其对虚实挟杂证候的辨治经验，实为有失全面。所附沈青来正案是吴氏运用乘除治则的一则典型病例，可见治病应随病情的演变而及时调整治疗方法。但此案似为疫病之较轻者，故其后少与承气即愈，甚至认为静养亦可自愈。如果属疫邪较重者，在治疗之初似不宜纯用参、苓、归、芍等补剂，其后也非少与承气或静养即能得愈。

下卷

杂气论

【原文】日月星辰，天之有象可睹；水火土石，地之有形可求；昆虫草木，动植之物可见；寒热温凉，四时之气往来可觉。至于山岚瘴气，岭南毒雾[1]，咸得地之浊气，犹或可察。而惟天地之杂气，种种不一，亦犹天之有日月星辰，地之有水火土石，气交之中有昆虫草木之不一也。草木有野葛、巴豆，星辰有罗、计、荧惑[2]，昆虫有毒蛇猛兽，土石有雄、硫、硇、信[3]，万物各有善恶不等，是知杂气之毒亦有优劣也，然气无形可求，无象可见，况无声复无臭，何能得睹得闻？人恶得而知气？又恶得而知其气之不一也？是气也，其来无时，其着无方，众人有触之者，各随其气而为诸病焉。其为病也，或时众人发颐，或时众人头面浮肿，俗名为大头瘟是也；或时众人咽痛，或时音哑，俗名为虾蟆瘟是也；或时众人疟痢，或为痹气，或为痘疮，或为斑疹，或为疮疥疔肿；或时众人目赤肿痛，或时众人呕血暴下，俗名为瓜瓢瘟、探头瘟是也；或时众人瘿痃，俗名为疙瘩瘟是也。为病种种，难以枚举。大约病遍于一方，延门阖户，众人相同者，皆时行之气，即杂气为病也。为病种种，是知气之不一也。盖当时适有某气专入某脏腑、某经络，专发为某病，故众人之病相同，是知气之不一，非关脏腑经络或为之证也。夫病不可以年岁四时为拘，盖非五

64

运主气所即定者，是知气之所至无时也。或发于城市，或发于村落，他处安然无有，是知气之所着无方也。疫气者亦杂气中之一，但有甚于他气，故为病颇重，因名之厉气。虽有多寡不同，然无岁不有。至于瓜瓢瘟、疙瘩瘟，缓者朝发夕死，急者顷刻而亡，此在诸疫之最重者，幸而几百年来罕有之证，不可以常疫并论也。至于发颐、咽痛、目赤、斑疹之类，其时村落中偶有一、二人，所患者虽不与众人等，然考其证，甚合某年某处众人所患之病纤悉相同，治法无异。此即当年之杂气，但目今所钟不厚，所患者希少耳。此又不可以众人无有，断为非杂气也。况杂气为病最多，然举世皆误认为六气。假如误认为风者，如大麻风、鹤膝风、痛风、历节风、老人中风、肠风、厉风、痫风之类，概用风药，未尝一效，实非风也，皆杂气为病耳。至又误认为火者，如疔疮、发背、痈疽、肿毒、气毒、流注、流火、丹毒，与夫发斑、痘疹之类，以为痛、痒、疮疡皆属心火，投芩、连、栀、柏未尝一效，实非火也，亦杂气之所为耳。至于误认为暑者，如霍乱、吐泻、疟、痢、暴注、腹痛、绞肠痧之类，皆误认为暑，因作暑证治之，未尝一效，与暑何与焉？至于一切杂证，无因而生者，并皆杂气所成。从古未闻者何耶？盖因诸气来而不知，感而不觉，惟向风、寒、暑、湿所见之气求之，是舍无声无臭、不睹不闻之气推察。既错认病原，未免误投他药。《大易》[4]所谓：或系之牛，行人之得，邑人之灾也。刘河间作《原病式》[5]，盖祖五运六气，百病皆原于风寒暑湿燥火，无出此六气为病。实不知杂气为病，更多于六气为病者百倍。不知六气有限，现在可测，杂气无穷，茫然不可测也。专务六气，不言杂气，焉能包括天下之病欤！

【注释】

[1] 岭南毒雾：岭南，指五岭以南地区，气候潮湿多雾。古人认为此处发生的传染病与雾气有关，故称为岭南毒雾。

[2] 罗计荧惑：古代星辰的名称。罗，即罗睺星。计，即计都星。荧惑即火星。

[3] 雄硫硇信：即雄黄、硫黄、硇砂、信石（砒石）四种矿物。

[4]《大易》：即《周易》，俗称《易经》。所引之句出自《周易·无妄第二十五》。

[5]《原病式》：指《素问玄机原病式》。

【提要】 本节论述温疫病病因——杂气学说，包括杂气的概念、特性、流行特点等，是吴氏学术思想的重要组成部分。

【精解】"杂气"是各种温疫病致病因素的总称，温疫病有许多种，是感受了不同邪气所致，故称为"杂气"。其中又有"疠气"（疫气）是为病最甚的一类，多导致一些具有强烈传染性和流行性的外感病。这一病因理论的提出是对传统中医外感病病因学说的重大发展。

杂气共同特性大致有以下几点：杂气无形可求，无象可见，是一类客观存在的极其微小的致病物质；不同杂气可导致不同的疫病，就是一些外科感染性疾患也是由杂气引起的；不同的邪气对脏腑经络具有特异的定位，可导致不同的脏腑经络发生病变；杂气一年四季均有流行，流行区域不固定不变；杂气所致的温疫病具有大流行的特点，但亦有散发者。这些特性的提出与现代传染病学对病原微生物性质的论述高度吻合，在尚无显微镜技术的情况下，这是非常不容易的。

吴氏明确提出"杂气"与六气无关，是天地间别有的一种致病物质，这是对传统中医"外感不外六淫"病因学的一个突破。气候因素对外感病的发生、发展可能有一定的影响，但毕竟是诱因和条件，而不是致病的主因。当然，由于时代的局限，吴氏只能提出杂气的抽象概念，未能进一步揭示其本质。

论气盛衰

【原文】其年疫气盛行，所患者重，最能传染，即童辈皆知言其为疫，至于微疫，反觉无有，盖毒气所钟有厚薄也。

其年疫气衰少，同里所患者不过几人，且不能传染，时师皆以伤寒为名，不知者固不言疫，知者亦不便言疫。然则何以知其为疫？盖脉证与盛行之年所患之证纤悉相同，至于用药取效，毫无差别。是以知温疫四时皆有，常年不断，但有多寡轻重耳。

疫气不行之年，微疫转有，众人皆以感冒为名，实不知为疫也。设用发散之剂，虽不合病，然亦无大害，疫自愈，实非药也，即不药亦自愈。至有稍重者，误投发散，其害尚浅，若误用补剂及寒凉，反成痼疾，不可不辨。

【提要】提出疫气流行既有大流行，又有散在发生。

【精解】温疫是一种传染性极强的外感热病，可引起大范围内流行，但也有散发的。病情有严重的，也有较轻的"微疫"。文中指出其原因在"毒气所钟有厚薄"，指出了杂气的多少和毒性强弱是不同的，因而引起的疫病轻重表现也有所不同。这与现代传染病学认为传染病的流行性大小、病情轻重与所感染病原微生物的数量和毒力大小有关的认识是一致的。

论气所伤不同

【原文】所谓杂气者，虽曰天地之气，实由方土之气也。盖其气从地而起，有是气则有是病。譬如所言天地生万物，然亦由方土之产也。但植物借雨露而滋生，动物借饮食而颐养，盖先有是气，然后有是物。推而广之，有无限之气，因有无限之物也。但二五之精[1]未免生克制化，是以万物各有宜忌，宜者益而忌者损，损者制也。故万物各有所制，如猫制鼠，如鼠制象之类。既知以物制物，即知以气制物矣。以气制物者，蟹得雾则死，枣得雾则枯之类。此有形之气，动植之物皆为所制也。至于无形之气，偏中于动物者，如牛瘟、羊瘟、鸡温、鸭瘟，岂但人疫而已哉？然牛病而羊不病，鸡病而鸭不病，人病而禽兽不病，究其所伤不同，因其气各异也，知其气各异，故谓之杂气。夫物者气之化也，气者物之变也，气即是物，物即是气。知气可以制物，则知物之可以制气矣。夫物之可以制气者，药物也。如蜒蚰[2]解蜈蚣之毒，猫肉治鼠瘘[3]之溃。此受物气之为病，是以物之气制物之气，犹或可测，至于受无形杂气为病，莫知何物之能制矣。惟其不知何物之能制，故勉用汗、吐、下三法以决之。嗟乎？即三法且不能尽善，况乃知物乎？能知以物制气，一病只有一药之到病已，不烦君臣佐使品味加减之劳矣。

【注释】

[1]二五之精：二指阴阳，五指金、木、水、火、土，即五行。二五之精即指阴阳五行学说之精华。

[2]蜒蚰：即蛞蝓，腹足纲，蛞蝓科。形状似去壳的蜗牛。

[3]鼠瘘：即瘰疬病，溃后成瘘管，类似颈淋巴结结核破溃形成瘘管。

【提要】论述杂气的物质性，杂气致病的特性。

【精解】文中在上一节基础上进一步论述了杂气致病的种属选择性，也就是现代所说的"种属感受性"或"种属免疫性"。在对杂气特性认识的基础上，更可贵的是提出了治疗温疫病可用特效药物来制杂气，即"一病只有一药之到病已"。这种用专方专药来治疗某一种疾病的思想也是温疫学派的重要学术特点，如余师愚治疫疹以清瘟败毒饮为主，杨栗山治温疫多用升降散加减等。寻求特效药物或药物的有效成分是中医治疗感染性疾病的一条重要途径，如青蒿素治疗疟疾就是成功的一例。但强调特效方、药，并不能放弃中医辨证施治，目前临床上对疫病的治疗还是以辨证施治为主，在这基础上再运用特效的专方专药，则更能提高临床疗效。

蛔厥

【原文】疫邪传里，胃热如沸，蛔动不安，下既不通，必反于上，蛔因呕出，此常事也，但治其胃，厥自愈。每见医家，妄引经论，以为脏寒，蛔上入膈，其人当吐蛔，又云："胃中冷必吐蛔"之句，使用乌梅丸[1]，或理中安蛔汤[2]。方中乃细辛、附子、干姜、桂枝、川椒，皆辛热之品，投之如火上添油。殊不知疫证表里上下皆热，始终从无寒证者。不思现前事理，徒记纸上文辞，以为依经傍注，坦然用之无疑，因此误人甚众。

【注释】

［1］乌梅丸：《伤寒论》方，由乌梅、细辛、桂枝、人参、附子、川椒、干姜、黄连、黄柏、当归组成，有温脏安蛔作用。

［2］理中安蛔汤：《万病回春》方，由人参、白术、茯苓、川椒、乌梅、干姜组成，有温中安蛔作用。

【提要】讨论蛔厥的发生机理及其治疗。

【精解】张仲景《伤寒论》中叙述了胃肠虚寒所致的蛔厥，而本文指出胃肠里热炽盛也可引起蛔动不安而吐蛔。两种蛔厥症状相似而病机不同，故治疗不用温脏安蛔之剂而用清泻肠胃邪热之品，胃热得祛，引起蛔动不安的因素消除则"蛔厥自愈"。可见吴氏对于中医学的内容多采取批判地继承态度，经过自己去粗取精，去伪存真的加工，从实际出发，提出自己的见解，这样才能在学术上取得巨大的成就。

呃逆

【原文】胃气逆则为呃逆，吴中称为冷呃，以冷为名，遂指为胃寒。不知寒热皆令呃逆，且不以本证相参，专执俗语为寒，遂投丁、茱、姜、桂，误人不少，此与执辞害义者尤为不典[1]。

治法各从其本证而消息之。如见白虎证则投白虎，见承气证则投承气，膈间痰闭则宜导痰[2]，如果胃寒，丁香柿蒂散宜之，然不若四逆汤功效殊捷。要之，但治本证呃自止，其他可以类推矣。

[1] 不典：典，典故、依据。不典，没有道理。

[2] 导痰：即导痰汤。《校注妇人良方》《脉因症治》等书中均有本方，药味不同，此处所指不详。

【提要】讨论呃逆的病因病机及其辨治方法。

【精解】呃逆是温疫病程中常见的症状之一，其发生原因较多，除了因疫邪炽盛，内犯于胃所致外，也可见老年体虚，或过用苦寒而致胃寒气逆，或痰湿内阻引起胃气不降者。此外，当病情危重，胃气将败时，亦可出现呃逆。对呃逆症的治疗，文中提出"但治本证呃自止"的原则，即抓住导致呃逆的病机实质，对证投药，才能取得满意疗效。在临床上对实证呃逆的治疗，也可配合降逆和胃之半夏、陈皮、竹茹、代赭石等，则疗效更捷。

似表非表　似里非里

【原文】时疫初起，邪气盘踞于中，表里阻隔，里气滞而为闷，表气滞为头疼身痛。因见头疼身痛，往往误认为伤寒表证，因用麻黄、桂枝、香苏[1]、葛根[2]、败毒[3]、九味羌活[4]之类，此皆发散之利，强求其汗，妄耗津液，经气先虚，邪气不损，依然发热。更有邪气传里，表气不能通于内，必壅于外，每至午后潮热，热则头胀痛，热退即已，此岂表实者耶？以上似表，误为表证，妄投升散之剂，经气愈实，火气上升，头疼转甚。须下之，里气一通，经气降而头疼立止。若果感冒头疼，无时不痛，为可辨也。且有别证相参，不可一途而取。若汗、若下后，脉静身凉，浑身肢节反加痛甚，一如被杖，一如坠伤，少动则痛苦号呼，此经气虚、营卫行涩也。三四日内，经气渐回，其痛渐止，虽不药必自愈。设妄引经论，以为风湿相搏，一身尽痛，不可转侧，遂投疏风胜湿之剂，身痛反剧，似此误人甚众。

伤寒传胃，即便潮热谵语，下之无辞。今时疫初起便作潮热，热甚亦能谵语，误认为里证，妄用承气，是为诛伐无辜。不知伏邪附近于胃，邪未入腑，亦能潮热，午后热甚，亦能谵语，不待胃实而后能也。假令常疟，热甚亦作谵语，瘅疟不恶寒，但作潮热，此岂胃实者耶？以上似里，误投承气，里气先虚，及邪陷胃，转见胸腹胀满，烦渴益甚。病家见势危笃，以致更医，医见下药病甚，乃指大黄为砒毒，或投泻心[5]，或投柴胡、枳、桔，留邪在胃，变证日增，神脱气尽而死。向则不应下而反下之，今则应下而反失下，盖因表里不明，用药前后失序之误。

【注释】

［1］香苏：指香苏散，《太平惠民和剂局方》《卫生宝鉴》《世医得效方》均有记载，药味不完全相同，此处所指不明。

［2］葛根：指葛根汤，《伤寒论》方。由葛根、麻黄、桂枝、芍药、甘草、生姜、大枣组成。

［3］败毒：指败毒散，《症因脉治》《类证活人书》等均有记载，此处所指不详。

［4］九味羌活：指九味羌活汤，《此事难知》方。由羌活、防风、川芎、细辛、甘草、苍术、白芷、黄芩、生地黄组成。

［5］泻心：指泻心汤类方剂，出《伤寒论》。此处主要指半夏、生姜、甘草三泻心汤而言。

【提要】讨论温疫病初起的病机及误汗、误下的危害和救治。

【精解】本书所论述的温疫病是感受了湿热性质的疫疠之邪所致，初起时虽有表气不和及里气郁滞的见症，但其病机重心是疫邪内伏膜原，吴氏称其为似表非表、似里非里。这一起病的病机特点是吴氏根据所见温疫病的发病症状创造性地总结出来的，对于指导温疫病的治疗有重要的意义。

误汗的危害及其救治：对温疫初起邪伏膜原证，若误投辛温散寒、解表发汗之剂，不仅耗伤津液、且能损耗阳气，致正气先伤而邪气未去而仍发热。或辛温之品反助邪化火，促邪入里，使疫邪与肠腑积滞相搏结，腑实内阻壅滞气机，使经气愈实而冲逆于上，致头疼更加剧烈。文中提出救治当用攻下法，应是针对腑实之证，而对正气耗伤而邪气未去者，还需用扶正祛邪之法。

误下的危害及其救治：对邪伏膜原证妄用承气汤攻下泻热，易引邪深入，使膜原之邪入腑与胃肠燥粪搏结，而致胸腹胀满，烦渴更甚。此时的救治应投以通腑攻下之剂。

吴氏在本文提出临床辨治必须与"别证相参，不可一途而取"，也就是要对患者作全面诊察，不为某些现象所迷惑，才能做出较为正确的诊断，这对于临床治疗有重要的指导意义。

论食

【原文】时疫有首尾能食者，此邪不传胃，切不可绝其饮食，但不宜过食耳。有愈后数日，微渴微热，不思食者，此微邪在胃，正气衰弱，强与之，即为食复。有下后一日，便思食，食之有味，当与之。先与米饮一小杯，加至茶瓯[1]，渐进稀粥，不可尽意，饥则再与。如忽加吞酸，反觉无味，乃胃气伤也，当停谷一日，胃气复，复思食也，仍如渐进法。有愈后十数日，脉静身凉，表里俱和，但不思食者，此中气不苏，当与粥饮迎之，得谷后即思食觉饥。久而不思食者，一法以人参一钱，煎汤与之，少唤胃气，忽觉思食，余勿服。

【注释】

[1]茶瓯（ōu 欧）：瓯，盆盂一类的瓦器。茶瓯指茶碗。

【提要】讨论温疫病的饮食调理。

【精解】疫病的饮食调理包括许多方面，其中有病后饮食不当而致疾病复作者，称为"食复"，在湿热性温病及小儿患者较为多见。但吴氏不主张疾病恢复期禁食，因此时正气大虚，急需饮食营养以充化源，扶助正气，正气来复即使微邪未尽，亦可自除。只要患者知饥欲食即应予饮食，但因脾胃尚弱，不可猛浪。对病后久久不思饮食，文中以人参煎汤鼓舞胃气。但治疗病后不食还须辨证，本法只适用胃气虚而不食者。如属胃阴虚者，应与滋养胃阴之品，如五汁饮、牛乳饮、沙参麦冬汤或益胃汤之类；若属湿热未清，余邪困胃而致脘中微闷，知饥不食者，可用薛氏五叶芦根汤。临床重在随证施治，不可拘泥。

论饮

【原文】烦渴思饮，酌量与之。若引饮过多，自觉水停心下，名停饮，宜四苓散最妙。如大渴思饮冰水及冷饮，无论四时，皆可量与。盖内热之极，得冷饮相救甚宜，能饮一升，止与半升，宁使少顷再饮。至于梨汁、藕汁、蔗浆、西瓜皆可备不时之需。如不欲饮冷，当易百滚汤[1]与之。乃至不思饮，则知胃和矣。

四苓汤

茯苓二钱　泽泻一钱五分　猪苓一钱五分　陈皮一钱

取长流水[2]煎服。古方有五苓散，用桂枝者，以太阳中风，表证未罢，并入膀胱，用四苓以利小便，加桂枝以解表邪，为双解散。即如少阳并于胃，以大柴胡通表里而治之。今人但见小便不利，便用桂枝，何异聋者之听宫商[3]？胃本无病，故用白术以健中，今不用白术者，疫邪传胃而渴，白术性壅，恐以实填实也。加陈皮者，和中利气也。

【注释】

[1]百滚汤：煮沸时间较长的开水。

[2]长流水：经常流动的水。

[3]宫商：角、征、宫、商、羽系中国古代五音阶的五个音。此处宫商泛指音乐。

【提要】讨论温疫病过程中补充水液问题。

【精解】温疫病在病程中津液极易被邪热所耗伤，故吴氏主张应给患者适量的饮水或冷饮，这在没有静脉补液疗法的时代，经口服补液和用冷饮降温是十分重要的。吴氏提出给患者服梨汁、藕汁、蔗浆、西瓜等甘寒生津、轻润清凉之品，养阴生津而又不碍祛邪，为后世温病学家所沿用。同时吴氏又主张不要一次引饮过多而致水饮停聚。

【病案举隅】

案　杨某，女，6岁。1991年12月10日初诊。

[病史]因咳嗽3、5日就诊。患儿于1991年11月7日因发热、咳嗽2日于他院就诊，当时诊断为支气管肺炎，每日予青霉素静滴，但热退而咳嗽不已，又继用青霉素与丁胺卡那肌内注射1周，咳减但未愈。听诊肺底闻及细湿啰音。继予螺旋霉素、头孢氨苄及棕色合剂口服至今。3日前X线摄片提示：左侧肺纹理增粗模糊。刻下：咳嗽以晨起为甚，痰黄稠，苔中后黄腻，脉细滑。体检肺呼吸音粗，且肺底闻及细湿啰音。

[诊断]西医诊断：迁延性肺炎。中医诊断：内伤咳嗽（痰热恋肺型）。

[治法]投以清热化痰剂，药用桑白皮、葶苈子、黄芩、陈皮、杏仁、平地木、甘草等。

4剂后复诊，咳嗽无明显好转，听诊两肺底湿啰音仍存在。遂以四苓汤合上方剂，尽剂后咳止，两肺湿啰音消失。

刘云. 四苓汤加味治疗儿童迁延性肺炎30例 [J]. 新疆中医药, 1998（2）: 6-7.

按语：肺主气司呼吸、除主宣发肃降功能之外，尚有通调水道、下输膀胱之用。而脾为后天之本，运化水谷津微，加之小儿"脾常不足""肺常虚"，外邪袭肺，留滞肺络，肺失宣肃，脾不健运，则见咳嗽有痰。西医学听诊则闻及湿啰音，而肺为水上之源，用健脾化湿、淡渗利尿之四苓汤与化痰止咳药合用，使痰湿随小便分利而获良效。

损复

【原文】邪之伤人也，始而伤气，继而伤血、继而伤肉、继而伤筋、继而伤骨。邪毒既退，始而复气，继而复血、继而复肉、继而复筋、继而复骨。以柔脆者易损，亦易复也。

天倾西北，地陷东南，故男先伤右，女先伤左。及其复也，男先复左，女先复右。以素亏者易损，以素实者易复也。

严正甫正，年三十。时疫后，脉证俱平，饮食渐进。忽然肢体浮肿，别无所苦，此即气复也。盖大病后，血未盛，气暴复。血乃气之依归，气无所依，故为浮肿。嗣后饮食渐加，浮肿渐消，若误投行气利水药则谬矣。

张德甫，年二十。患噤口痢，昼夜无度，肢体仅有皮骨。痢虽减，毫不进谷，以人参一钱煎汤，入口不一时，身忽浮肿，如吹气球。自后饮食渐进，浮肿渐消，肿间已有肌肉矣。

若大病后，三焦受伤，不能通调水道，下输膀胱，肢体浮肿，此水气也，与气复悬绝，宜金匮肾气丸及肾气煎[1]，若误用行气利水药必剧。凡水气，足冷、肢体常重；气复，足不冷、肢体常轻为异。

余桂玉正，年四十。时疫后四肢脱力，竟若瘫痪，数日后右手始能动，又三日左手方动。又俞桂岗子室所患皆然。

【注释】

[1] 肾气煎：出处不明。可能是指金匮肾气丸改为煎剂。

【提要】讨论温疫病后的损伤、修复过程。

【精解】文中提出：正气对疫病中人体的损伤及修复起决定性作用，这是对《内经》"正气存内，邪不可干""邪之所凑，其气必虚"理论的进一步发展。吴氏指出人体组织在恢复过程中，有早迟、难易的差别，当然，受损的先后和修复顺序，不像文中所说的那样机械。至于文中所说损复有性别差异之论较为牵强，并不足取。关于气复，可能与大病后营养不良导致的浮肿相似，一般不必用行气利水药物，只要饮食渐加，浮肿自能消失。

标本

【原文】诸窍[1]乃人身之户牖也。邪自窍而入，未有不由窍而出。经曰：未入于腑者，可汗而已，已入于腑者，可下而已。麻征君[2]复增汗、吐、下三法，总是导引其邪打从门户而出，可为治法之大纲，舍此皆治标云尔。今时疫首尾一于为热，独不言清热者，是知因邪而发热，但能治其邪，不治其热，而热自已。夫邪之与热，犹形影相依，形亡而影未有独存者。若以黄连解毒汤、黄连泻心汤，纯乎类聚寒凉，专务清热，既无汗、吐、下之能，焉能使邪从窍而出？是忘其本徒治其标，何异于小儿捕影？

【注释】

[1] 诸窍：指头面耳、目、口、鼻及前后二阴。

[2] 麻征君：即麻九畴，金代医家，字知几，易州（今河北易县）人，征君为官名。曾从名医张子和学医。

【提要】讨论温疫病的标本概念，强调治疫以逐邪为治本之法。

【精解】文中所说的标本有其独有的概念，与通常所说的标本不同：以感受疫疠之邪为本，而感邪之后出现发热等症状属标。因而治本当着眼于驱逐疫邪，疫邪得法，则发热等症状自然消失。对于逐邪之法，则主要用汗、吐、下三法，这是吴氏"大凡客邪，贵乎早逐"思想的又一体现。但把逐邪的方法仅局限于汗、吐、下三法，而忽视其他治疗措施，特别是把清热称为治标之法而与逐邪对立起来，是较片面的。其他如和解、化湿、消痰、祛瘀等等皆为逐邪之法，切不可仅仅拘于汗、吐、下三者。

行邪伏邪之别

【原文】凡邪所客，有行邪有伏邪，故治法有难有易，取效有迟有速。假令行邪者，如正伤寒始自太阳，或传阳明，或传少阳，或自三阳入胃，如行人经由某地，本无根蒂。因其漂浮之势，病形虽重，若果在经，一汗而解；若果传胃，一下而愈，药到便能获效。先伏而后行者，所谓温疫之邪，伏于膜原，如鸟栖巢，如兽藏穴，营卫所不关，药石所不及。至其发也，邪毒渐张，内侵于腑，外淫于经，营卫受伤，诸症渐显，然后可得而治之。方其浸淫之际，邪毒尚在膜原，此时但可疏利，使伏邪易出。邪毒既离膜原，乃观其变，或出表，或入里，然后可导邪而去，邪尽方愈。初发之时，毒热渐张，莫之能御，其时不惟不能即瘳其疾，而病证日惟加重。病家见证反增，即欲更医，医家不解，亦自惊疑。竟不知先时感受邪甚则病甚，邪微则病微。病之轻重，非关于医，人之生死，全赖药石。故谚有云：伤寒莫治头，劳怯莫治尾。若果止伤寒初受于肌表，不过在经之浮邪，一汗即解，何难治之有？不知盖指温疫而言也。所以疫邪方张之际，势不可遏，但使邪毒速离膜原便是，治法全在后段工夫。识得表里虚实，更详轻重缓急，投剂不致差谬，如是可以万举万全，即使感受之最重者，按法治之，必无殒[1]命之理。若夫久病枯极，酒色耗竭，耆耄风烛[2]，此等已是天真几绝，更加温疫，自是难支，又不可同日而语。

【注释】

[1] 殒（yǔn允）：死亡。

[2] 耆耄（qí mào 其帽）风烛：形容年老体弱，犹如风中燃烛，随时有熄灭可能。

【提要】 讨论温疫行邪和伏邪。

【精解】 吴氏提出了邪犯人体有行邪和伏邪两种形式：行邪是指病邪变化迅速，病情演变显著，不是局限于某一病位；伏邪是指邪袭入人体后，盘踞于某一病位而不迅速向他处传变，如温疫病初起多见疫邪藏伏膜原，其后或外出三阳，或深入胃腑。此处所说的伏邪，与传统伏气学说中所说的伏邪是两个不同概念，不可混为一谈。

应下诸症

【原文】 舌白胎渐变黄胎：邪在膜原，舌上白胎；邪在胃家，舌上黄胎，胎老变为沉香色也。白胎未可下，黄胎宜下。

舌黑胎：邪毒在胃，熏腾于上而生黑胎。有黄胎老而变焦色者，有津液润泽作软黑胎者，有舌上干燥作硬黑胎者，下后二三日，黑皮自脱。又有一种舌俱黑而无胎，此经气，非下证也，妊娠多此，阴证亦有此，并非下证。下后里证去，舌尚黑者，胎皮未脱也，不可再下，务在有下证方可下。舌上无胎况无下证，误下舌反见离离[1]黑色者危，急当补之。

舌芒刺：热伤津液，此疫毒之最重者，急当下。老人微疫无下证，舌上干燥易生胎刺，用生脉散，生津润燥，芒刺自去。

舌裂：日久失下，血液枯极，多有此症。又热结傍流，日久不治，在下则津液消亡，在上则邪火毒炽，亦有此症。急下之，裂自满。

舌短、舌硬、舌卷：皆邪气胜，真气亏。急下之，邪毒去，真气回，舌自舒。

白砂胎：舌上白胎，干硬如砂皮，一名水晶胎。乃自白胎之时，津液干燥，邪虽入胃，不能变黄，宜急下之。

白胎润泽者，邪在膜原也，邪微胎亦微，邪气盛，胎如积粉，满布其舌，未可下。久而胎色不变，别有下证，服三消饮，次早舌即变黄。

唇燥裂、唇焦色、唇口皮起、口臭、鼻孔如烟煤：胃家热多有此症，固当下。唇口皮起，仍用别证互较。鼻孔煤黑，疫毒在胃，下之无辞。

口燥渴：更有下证者，宜下之，下后邪去胃和渴自减。若服花粉、门冬、知母，冀其生津止渴殊谬。若大汗脉长洪而渴，未可下，宜白虎汤，汗更出，身凉渴止。

目赤、咽干、气喷如火、小便赤黑涓滴作痛、小便极臭、扬手踯足、脉沉而数：皆为内热之极，下之无辞。

潮热：邪在胃有此证，宜下。然又有不可下者，详载似里非里条下，热入血室条下，神虚谵语条下。

善太息：胃家实，呼吸不利，胸膈痞闷，每欲引气下行故然。

心下满、心下高起如块、心下痛、腹胀满、腹痛按之愈痛、心下胀痛：以上皆胃家邪实，内结气闭，宜下之，气通则已。

头胀痛：胃家实，气不下降，下之头能立止。若初起头痛，别无下证者，未可下。

小便闭：大便不通，气结不舒，大便行，小便立解，误服行气利水药无益。

大便闭，转屎气极臭：更有下证，下之无辞。有血液枯竭者，无表里证，为虚燥，宜蜜煎导及胆导[2]。

大肠胶闭：其人平日大便不实，设遇疫邪传里，但蒸作极臭，状如黏胶，至死不结，但愈蒸愈黏，愈黏愈闭，以致胃气不能下行，疫毒无路而出，不下即死，但得黏胶一去，下证自除而愈。

协热下利、热结旁流：并宜下。详见大便条下。

四逆、脉厥、体厥：并属气闭，阳气郁内，不能四布于外，胃家实也，宜下之。下后反见此症者，为虚脱，宜补。

发狂：胃家实，阳气盛也，宜下之。有虚烦似狂，有因欲汗作狂，并详见本条，忌下。

【注释】

[1] 离离：懒散疲沓貌。此处形容颜色昏暗无泽。

[2] 蜜煎导及胆导：《伤寒论》方。蜜煎导：食蜜七合，纳入铜器内，微火煎，乘热捏作锭，每用一条，纳于肛门中，治燥屎不下。胆导，大猪胆一枚，泻汁，和少许醋，以灌谷道内。

【提要】论述温疫病中适用攻下法的各种临床表现。

【精解】文中详细讨论了可下之症的舌苔、口唇、脘腹、二便等表现，其中不少内容在叶天士《温热论》中多有引用。在临床辨证时，应脉症合参，不可只据某一、二个症状便轻率投用攻下。

应补诸症

【原文】向谓伤寒无补法者，盖伤寒时疫，均是客邪。然伤于寒者，不过风寒，乃天地之正气，尚嫌其填实而不可补。今感疫气者，乃天地之毒气，补之则壅裹其毒，邪火愈炽，是以误补之，为害尤甚于伤寒，此言其常也。及言其变，然又有应补者，或日久失下，形神几脱，或久病先亏，或先受大劳，或老人枯竭，皆当补泻兼施。设独行而增虚证者，宜急峻补（虚证散在诸篇，此不再赘）。补之虚证稍退，切忌再补（详见前虚后实）；补后虚证不退，及加变证者危。下后虚证不见，乃臆度其虚，辄用补剂，法所大忌。凡用补剂，本日不见佳处，即非应补。盖人参为益元气之极品，开胃气之神丹，下咽之后，其效立见。若用参之后，元气不回，胃气不转者，勿谓人参之功不捷，盖因投之不当耳，急宜另作主张。若恣意投入，必加变证，如加而更投之者死。

【提要】论述温疫治疗中补法的适用范围及运用补法的注意事项。

【精解】温疫病治疗时攻下等祛邪之法运用较多，但如患者正气耗损明显时，应及时采用补益之法。吴氏列举了温疫病运用补法常见适应证，强调要补益其正气，使正气来复，同时祛邪外出。可见吴氏在治疗温疫病过程中，不仅立足祛除邪气，同时也注意保护正气。但吴氏又强调必须确有正虚的表现时方可用补，切不可只凭主观想象，妄投补剂，致有助邪之弊。同时提出补剂的运用应适度，虚证得缓，即不可再用补剂。至于吴氏所说："凡用补剂，本日不见佳处，即非应补。"似嫌过于机械，临证并非尽然。临床常见一些应补之症，运用补益药当日未必立即见效。

论阴证世间罕有

【原文】伤寒阴阳二证，方书皆以对待言之。凡论阳证，即继之阴证，读者以为阴阳二证世间均有之病，所以临诊之际，先将阴阳二证在于胸次，往来惆蹰[1]，最易牵入误端。甚有不辨脉证，但窥其人多蓄少艾^[2]，或适在妓家，或房事后得病，或病适至行房，医问及此，便疑为阴证。殊不知病之将至，虽僧尼寡妇，室女童男，旷夫阉宦，病势不可遏，与房欲何与焉？即使多蓄少艾，频宿娼妓，房事后适病，病适至行房，此际偶值病邪发行膜原，气壅火郁，未免发热，到底终是阳证，与阴证何与焉？况又不知阴证实乃世间非常有之证，而阳证似阴者何日无之？究其所以然者，盖不论伤寒、温疫，传入胃家，阳气内郁，不能外布，即便四逆，所谓阳厥是也。又曰，厥微热亦微，厥深热亦深。其厥深者，甚至冷过肘膝，脉沉而微，剧则通身冰冷，脉微欲绝，虽有轻重之分，总之为阳厥。因其触目皆是，苟不得其要领，于是误认者良多，况且瘟疫每类伤寒，又不得要领，最易混淆。夫温疫，热病也，从无感寒，阴自何来？一也；治温疫数百人，才遇二三正伤寒，二也；及治正伤寒数百人，才遇二三真阴证，三也。前后统论，苟非历治多人，焉能一见？阴证岂世间常有之病耶？观今伤寒科盛行之医，历数年间，或者得遇一真阴证者有之，又何必才见伤寒，便疑阴证，况多温疫，又非伤寒者乎！

【注释】

[1] 惆躇（chóu chú 愁除）：同踌躇，意为犹豫不决。

[2] 多蓄少艾：多娶年轻的妻妾。

【提要】 讨论滥用温药治疫的弊端。

【精解】 吴氏认为，形成阴证主要病因是阴寒之邪，如没有阴寒之邪是不能发生阴证的。温疫为感戾气而病，并不是感寒而病，"到底终是阳证"，阴证少见。在病变过程中经常出现四肢厥冷，甚至凉过肘膝，通身冰冷，脉沉而微或脉微欲绝等类似阴证的表现，这是阳证似阴，绝对不能误认为阴证而投以热药。然而，在温疫病过程中，出现阳虚阴盛、阴寒内积的阴证亦有之，这时就须使用温阳之剂。

论阳证似阴

【原文】 凡阳厥，手足厥冷，或冷过肘膝，甚至手足指甲皆青黑，剧则遍身冰冷如石，血凝青紫成片，或六脉无力，或脉微欲绝。以上脉证，悉见纯阴，犹以为阳证何也？及审内证，气喷如火、龈烂口臭、烦渴谵语、口燥舌干、舌胎黄黑，或生芒刺、心腹痞满、小腹疼痛、小便赤色、涓滴作痛，非大便燥结，即大肠胶闭，非协热下利，即热结傍流。以上内三焦悉见阳证，所以为阳厥也。粗工不察，内多下证，但见表证，脉体纯阴，误投温剂，祸不旋踵。

凡阳证似阴者，温疫与正伤寒通有之；其有阴证似阳者，此系正伤寒家事，在温疫无有此证，故不附载（详见《伤寒实录》）。

温疫阳证似阴者，始必由膜原，以渐传里，先几日发热，以后四逆；伤寒阳证似阴者，始必由阳经发热，脉浮而数，邪气自外渐次传里，里气壅闭，脉体方沉，乃至四肢厥逆，盖非一日矣。其真阴者，始则恶寒而不发热，其脉沉细，当即四逆，急投附子回阳，二、三日失治即死。

捷要辨法：凡阳证似阴，外寒而内必热，故小便血赤；凡阴证似阳者，格阳之证也，上热下寒，故小便清白。但以小便赤白为据，以此推之，万不失一。

【提要】本节进一步讨论温疫阳证似阴的辨证和鉴别诊断。

【精解】温疫病出现外假寒、内真热的阳证似阴证，因有四肢厥冷，故又称阳厥。吴氏指出其辨别要点在于虽见四肢厥逆，六脉无力，血凝青紫成片或指甲青紫等类似阴寒的表现，必定同时有气喷如火，齿烂口臭、舌红苔黄黑或芒刺，小便短赤不畅、大便燥结或胶闭等里实热证表现。吴氏又强调区别真热假寒和真寒假热证的辨证要点"但以小便赤白为据"。这些对于临床都有重要的参考价值。

舍病治药

【原文】尝遇微疫，医者误进白虎汤数剂，续得四肢厥逆，脉势转剧，更医谬指为阴证，投附子汤[1]病愈。此非治病，实治药也。虽误认病原，药则偶中。医者之庸，病者之福也。盖病本不药自愈之证，因连进白虎寒凉剽悍[2]，抑遏胃气，以致四肢厥逆，疫邪强伏，故病增剧。今投温剂，胃气通行，微邪流散故愈。若果直中[3]，无阳阴证，误投白虎一剂立毙，岂容数剂耶？

【注释】

［1］附子汤：《伤寒论》方，由附子、茯苓、人参、白术、芍药组成。

［2］剽悍（piāo hàn 漂旱）：敏捷而勇猛。

［3］直中：指寒邪直接侵犯三阴经而出现阴寒内盛的证候。

【提要】从"舍病治药"理论解释温热药物有时能治愈温疫病。

【精解】吴氏主张对温疫病的治疗"首尾以通行为治"，反对寒凉冰伏。但为疫种种不一，有的疫病就应以寒凉药为主，如余师愚治疗的疫疹，就是以大剂石膏取效的。

舍病治弊

【原文】一人感疫，发热烦渴，思饮冰水。医者以为凡病须忌生冷，禁止甚严。病者苦索勿与，遂致两目火逆，咽喉焦燥，不时烟焰上腾，昼夜不寐，目中见鬼无数，病剧苦甚。自谓但得冷饮一滴下咽，虽死无恨。于是乘隙匍匐窃取井水一盆，置之枕傍，饮一杯，目顿清亮，二杯，鬼物潜消，三杯，咽喉声出，四杯，筋骨舒畅，饮至六杯，不知盏落枕旁，竟尔熟睡，俄而大汗如雨，衣被湿透，脱然而愈。盖因其人瘦而多火，素禀阳脏，始则加之以热，经络枯燥，既而邪气传表，不能作正汗而解，误投升散，则病转剧。今得冷饮，表里和润，所谓除弊便是兴利，自然汗解宜矣。更有因食、因痰、因寒剂而致虚陷，疾不愈者，皆当舍病求弊。以此类推，可以应变于无穷矣。

【提要】提出"舍病治弊"意同"舍病治药"，彼误于药物，此误于时弊。

【精解】吴氏认为有的温疫病，由于感邪较轻，就能够正胜邪退，不药自愈，不能滥用药物。本节与上节"舍病治药"就属于这类情况，温药、饮水等不能看作是制戾气之法。

论轻疫误治每成痼疾

【原文】凡客邪皆有轻重之分，惟疫邪感受轻者，人所不识，往往误治而成痼疾。假令患痢，昼夜无度，水谷不进，人皆知其危痢也。其有感之轻者，昼夜虽行四五度，饮食如常，起居如故，人亦知其轻痢，未尝误以他病治之者，凭有积滞耳。至如温疫感之重者，身热如火、头疼身痛、胸腹胀满、胎刺谵语、斑黄狂躁，人皆知其危疫也。其有感之浅者，微有头疼身痛，午后稍有潮热，饮食不甚减，但食后或觉胀满，或觉恶心，脉微数，如是之疫，最易误认。即医家素以伤寒温疫为大病，今因证候不显，多有不觉其为疫也。且人感疫之际，来而不觉，既感不知，最无凭据。又因所感之气薄，今发时故现证不甚，虽有头疼身痛，况饮食不绝，力可徒步，又焉得而知其疫也？病人无处追求，每每妄诉病原，医家不善审查，未免随情错认。有如病前适遇小劳，病人不过以此道其根由，医家不辨是非，便引东垣劳倦伤脾，元气下陷，乃执甘温除大热之句，随用补中益气汤，壅补其邪，转壅转热，转热转瘦，转瘦转补，多至危殆。或有妇人患此，适逢产后，医家便认为阴虚发热，血虚发痛，遂投四物汤及地黄丸，泥滞其邪，迁延日久，病邪益固，邀遍女科，无出滋阴养血，屡投不效，复更凉血通瘀，不知原邪仍在，积热自是不除，日渐尪羸，终成废痿。凡人未免七情劳郁，医者不知为疫，乃引丹溪五火相扇之说，或指为心火上炎，或指为肝火冲击，惟类聚寒凉，冀其直折，而反凝泣其邪，徒伤胃气。疫邪不去，瘀热何清？延至骨立而毙。或尚有宿病淹缠，适逢微疫，未免身痛发热，医家病家同认为原病加重，仍用前药加减，亦妨于疫，病益加重，至死不觉者，如是种种，难以尽述。聊举一二，推而广之，可以应变于无穷矣。

【提要】讨论温疫发病有轻重，对轻证不可妄用药物。

【精解】文中指出，温疫病流行时，有的是属于轻型患者，临床症状较轻微，这是符合实际的。至于同一温疫会有轻重之分的原因。文中明示与感邪浅深有关，这与现代传染病学的观点相符合。西医学研究表明：病原微生物侵入人体后引起疾病的轻重，与其数量、致病力，入侵途径等有关。当然，随着医学科学的发展，现代临床上许多不典型的轻型传染病也可通过特异性诊断方法得以确诊。

肢体浮肿

【原文】时疫潮热而渴、舌黄身痛、心下满闷、腹时痛、脉数，此应下之证也。外有通身及面目浮肿，喘急不已，小便不利，此疫兼水肿。因三焦壅闭，水道不行也。但治在疫，水肿自已，宜小承气汤。向有单腹胀而后疫者，治在疫。若先年曾患水肿，因疫而发者，治在疫，水肿自愈。病人通身浮肿，下体益甚，脐凸，阴囊及阴茎肿大色白，大便不利，此水肿也，继又身大热，午后益甚，烦渴，心下满闷，喘急，大便不调，此又加疫也，因下之。下后胀不除，反加腹满，宜承气加甘遂二分，弱人量减。盖先肿胀，续得时疫，此水肿兼疫，大水在表，微疫在里也，故并治之。时疫愈后数日，先自足浮肿，小便不利，肿渐至心腹而喘，此水气也，宜治在水。时疫愈后数日，先自足浮肿，小便如常，虽至通身浮肿而不喘，别无所苦，此气复也。盖血乃气之依归，夫气先血而生，无所归依，故暂浮肿，但静养节饮食，不药自愈。时疫身体羸弱，言不足以听，气不足以息，得下证，少与承气，下证稍减，更与之，眩晕欲死，盖不胜其攻也。绝谷期月，稍补则心腹满闷，攻不可，补不可，守之则元气不鼓，余邪沉匿膜原，日惟水饮而已，以后心腹忽加肿满烦冤者，向来沉匿之邪，方悉分传于表里也，宜承气养荣汤，一服病已。设表肿未除，宜微汗之自愈。时疫得里证失下，以致面目浮肿及肢体微肿，小便自利，此表里气滞，非兼水肿也，宜承气下之，里气一疏，表气亦顺，浮肿顿除。或见绝谷期月，指为脾虚发肿，误补必剧，妊娠更多此证，治法同前，则子母俱安，但当少与，慎无过剂（共七法）。

【提要】根据标本学说，讨论温疫兼肿胀的治疗先后。

【精解】急则治标是中医的重要治疗原则，如原有水肿或臌胀，现感疫邪发为温疫，疫病急于肿胀，当先治温疫。当标病轻缓或经治后已渐解而相对本病较急时，当以治本病为主。而临床上对这类病证，标本之治并不是截然分开的，只是根据标本的轻重有所侧重而已，特别是当治标有利于治本，治本有利于治标时，标本并治更为重要。

服寒剂反热

【原文】阳气通行，温养百骸。阳气壅闭，郁而为热。且夫人身之火，无处不有，无时不在，但喜通达耳。不论脏腑经络、表里上下、血分气分，一有所阻，即便发热，是知百病发热，皆由于壅郁。然火郁而又根于气，气常灵而火不灵，火不能自运，赖气为之运，所以气升火亦升，气降火亦降，气行火亦行，气若阻滞，而火屈曲，惟是屈曲，热斯发矣，是气为火之舟楫[1]也。今疫邪透出于膜原，气为之阻，时疫到胃，是求伸而未能遽达也。今投寒剂，抑遏胃气，气益不伸，火更屈曲，所以反热也。往往服芩、连、知、柏之类，病人自觉反热，其间偶有灵变者，但言我非黄连证，亦不知其何故也。切谓医家终以寒凉清热，热不能清，竟置弗疑，服之反热，全然不悟，虽至白首，终不究心，悲夫！

【注释】

[1] 舟楫：舟是小船，楫是划船的短桨，《易·系辞下》："舟楫之利，以济不通。"此处指火依靠气而得以升发通达。

【提要】讨论芩连苦寒之品不能退热的原因。

【精解】吴氏在本书多处提到温疫之治宜攻下者忌滥用寒凉清热之品，这是因为吴氏当时遇到的这种温疫病系湿热秽浊之邪所致，不宜滥用寒凉之品。

当然，并非所有的温疫都不能投用芩、连、知、柏之类寒凉药。

知一

【原文】邪之着人如饮酒然。凡人醉酒，脉必洪而数，气高身热，面目俱赤，乃其常也。及言其变，各有不同：有醉后妄言妄动，醒后全然不知者；有虽沉醉而神思终不乱者；醉后应面赤而反刮白者；应委弱而反刚强者；应壮热而反恶寒而战栗者；有易醉而易醒者；有难醉而难醒者；有发呵欠及嚏喷者；有头眩眼花及头痛者。因其气血虚实之不同，脏腑禀赋之各异，更兼过饮少饮之别，考其情状各自不同，至论醉酒一也。及醒，一时诸态如失。

凡人受邪始则昼夜发热，日晡益甚，头疼身痛，舌上白胎，渐加烦渴，乃众人之常也。及言其变，各自不同者，或呕，或吐，或咽喉干燥，或痰涎涌甚，或纯纯发热，或发热而兼凛凛，或先凛凛而后发热，或先恶寒而后发热，或先一日恶寒而后发热，以后即纯纯发热；或先恶寒而后发热，以后渐渐寒少而热多，以至纯热者；或昼夜发热者，或但潮热，余时热稍缓者。有从外解者：或战汗、自汗、盗汗，或发斑；有潜消者；有从内传者：或胸膈痞闷，或心腹胀满，或心痛腹痛，或胸胁痛，或大便不通，或前后癃闭[1]，或协热下利，或热结旁流。有黄胎黑胎者，有口燥舌裂者，有舌生芒刺、舌色紫赤者，有鼻孔如烟煤之黑者，有发黄及蓄血、吐血、衄血、大小便血、汗血、嗽血、齿衄血，有发颐、疙瘩疮者，有首尾能食者，有绝谷一两月者；有无故最善反复者，有愈后渐加饮食如旧者，有愈后饮食胜常二三倍者，有愈后退爪脱发者。至论恶证，口禁不能张，昏迷不识人，足屈不能伸，唇口不住牵动，手足不住振战，直视，上视，圆睁，目瞑，口张，声哑，舌强，遗尿，遗粪，项强发痉，手足俱痉，筋惕肉瞤，循衣摸床，撮空理线等证，种种不同。因其气血虚实之不同，脏腑禀赋之有异，更兼感重感轻之别，考其证候，各自不同，至论受邪则一也，及邪尽，一任诸证如失。所谓知其一万事毕，知其要者一言而终，不知其要者流散无穷，此之谓也。

以上止举一气，因人而变。至有岁气稍有不同者，有其年众人皆从自汗而解者，更有其年众人皆从战汗而解者，此又因气而变，余证大同小异，皆疫气也。至又杂气为病，一气自成一病，每病各又因人而变。统而言之，其变不可胜言矣，医者能通其变，方为尽善。

【注释】

[1] 癃闭：原意为小便不通或不畅。前后癃闭，则指大小便都闭结。

【提要】提出感疫邪后临床表现可各有不同，但所受之邪则是同一的。

【精解】吴氏基于对温疫病病原的特异性的认识，提出同一疫病在不同人体可以出现不同的表现。进而又指出这是"因其气血虚实之不同，脏腑禀赋之各异，更兼感重感轻之别"，这与现代传染病学的认识是基本一致的。

四损不可正治

【原文】凡人大劳、大欲、及大病、久病后，气血两虚，阴阳并竭，名为四损。当此之际，忽又加疫，邪气虽轻，并为难治。以正气先亏，邪气自陷，故谚有云：伤寒偏死下虚人，正谓此也。盖正气不胜者，气不足以息，言不足以听，或欲言而不能，感邪虽重，反无胀满痞塞之症，误用承气，不剧即死。以正气愈损，邪气愈伏也。

若真血不足者，面色萎黄，唇口刮白，或因吐血崩漏，或因产后亡血过多，或因肠风脏毒所致，感邪虽重，面目反无阳色，误用承气速死，以营血愈消、邪气益加沉匿也。若真阳不足者，或四肢厥逆；或下利清谷，肌体恶寒，恒多泄泻，至夜益甚；或口鼻冷气。感邪虽重，反无发热、燥渴、胎刺等症，误用承气，阳气愈消，阴凝不化，邪气留而不行，轻则渐加委顿，重则下咽立毙。若真阴不足者，自然五液干枯，肌肤甲错，感邪虽重，应汗无汗，应厥不厥，误用承气，病益加重，以津液枯涸，邪气涩滞，无能输泄也。

凡遇此等，不可以常法正治，当从其损而调之，调之不愈者，稍以常法治之，治之不及者，损之至也。是故一损二损，轻者或可挽回，重者治之无益，乃至三损四损，虽卢、扁[1]亦无所施矣！更以老少参之：少年遇损，或可调治；老年遇损，多见治之不及者，以枯魄独存，化源已绝，不复滋生也。

【注释】

[1] 卢、扁：两位古代名医卢氏和扁鹊，此处指医术高明的医生。

【提要】指出气血阴阳虚损之体而患疫者，不可滥用下法。

【精解】温疫病的治疗原则是祛除疫邪，但也要根据具体情况来确立治法。如本节所说的气血阴阳四损者在患疫病后就不能滥用攻下，不仅承气辈不能用，即使是达原饮等治法也不可投用。文中提出当先调其虚，但四损感疫者一般属虚实错杂，可用攻补兼施之法。

劳复、食复、自复

【原文】疫邪已退，脉证俱平，但元气未复，或因梳洗淋浴，或因多言妄动，遂致发热，前证复起，惟脉不沉实为辨，此谓劳复。盖气为火之舟楫，今则真气方长，劳而复折，真气既亏，火亦不前。如人欲济，舟楫已坏，其可渡乎？是火也，某经气陷，则火随陷于某经，陷于经络则为表热，陷于脏腑则为里热，虚甚热甚，虚微热微。治法：轻则静养可复，重则大补气血，候真气一回，血脉融和，表里通畅，所陷之火，随气输泄，自然热退，而前证自除矣。若误用承气及寒凉剥削之剂，变证蜂起，卒至殒命，宜服安神养血汤。

若因饮食所伤者，或吞酸作噎，或心腹满闷而加热者，此名食复，轻则损谷自愈，重则消导方愈。

若无故自复者，以伏邪未尽，此名自复，当问前得某证，所发亦某证，稍与前药，以撤其余邪，自然获愈。

安神养血汤

茯神　枣仁　当归　远志　桔梗　芍药　地黄　陈皮　甘草

加龙眼肉水煎服。

【提要】讨论温疫病初愈后劳复、食复、自复的表现、病机及治疗原则。

【精解】劳复，即因劳累而病复发。文中所用安神养血汤是归脾汤去补气之品增养血之药而成，有滋养营血、养心安神、理气升提的作用，可以看出这时的发热并不是疫邪复生，而是气血不足所致。

食复，即饮食所伤而病复发。本文所说似指伤食发热，而非疫邪复发，但湿热性质的温疫病，病初愈时因饮食不节而复发者确有发生，治疗仍以祛邪为主，而非损谷或消导所能愈。

自复，即温疫病初愈时无劳、食所伤等原因而复发。吴氏提出这是"伏气未尽"所致，这与现代传染病学认为某些传染病进入恢复或痊愈初期，病原体在体内复又活跃而出现"复发"或"再燃"的观点类似。

感冒兼疫

【原文】疫邪伏而未发，因感冒风寒，触动疫邪，相继而发也，既有

下卷

85

感冒之因由，复有风寒之脉证，先投发散，一汗而解，一二日续得头疼身痛，潮热烦渴，不恶寒。此风寒去，疫邪发也，以疫法治之。

【提要】论述感冒与温疫同时感染的证治。

【精解】文中所说的"感冒风寒，触动疫邪"与温病学中所说的"新感引动伏邪"并非一回事，这里所说的伏邪只是疫邪暂时伏匿未发而已，与传统的伏寒化温之类的伏邪概念迥异。

疟疫兼证

【原文】疟疾二三发，或七八发后，忽然昼夜发热、烦渴不恶寒、舌生胎刺、心腹痞满、饮食不进，下证渐具，此温疫著，疟疾隐也，以疫法治之。

温疫昼夜纯热、心腹痞满、饮食不进、下后脉静身凉，或间日，或每日时恶寒而后发热如期者，此温疫解，疟邪未尽也，以疟法治之。

【提要】论述温疫兼疟的证治。

【精解】文中指出先疟后疫者先治疫，疫解后疟发者治疟，这是根据标本缓急的原则确立的。

温疟

【原文】凡疟者寒热如期而发，余时脉静身凉，此常疟也，以疟法治之。设传胃者，必现里证，名为温疟，以疫法治者生，以疟法治者死。里证者下证也，下后里证除，寒热独存者，是温疫减，疟证在也。疟邪未去者宜疏，邪去而疟势在者宜截，势在而挟虚者宜补，疏以清脾饮[1]，截以不二饮[2]，补以四君子[3]，方见疟门，仍恐杂乱，此不附载。

【注释】

[1] 清脾饮：方出《济生方》，由青皮、厚朴、白术、草果、柴胡、茯苓、黄芩、半夏、甘草、生姜组成，主治疟疾热多寒少，口苦咽干，小便赤涩，脉弱数。

[2] 不二饮：方出《医鉴》，由槟榔、常山、知母、贝母组成，主治各种疟疾。

[3] 四君子：即四君子汤，方出《太平惠民和剂局方》，由人参、茯苓、白术、甘草组成，为补气的主方，主治脾胃气虚，见食少便溏、面色

萎白、倦怠乏力等症。

【提要】讨论疟疾兼温疫腑实的证治。

【精解】疟疾一般无里结之证，而疫病常能导致腑实，所以疟疾兼腑实证者，多为疟疾兼疫，即吴氏所说的温疟。治当攻下除疫，疫去疟存，再按常疟之法治之。当然，也不能单凭便秘腑实就诊断为温疫，应根据全面的脉证进行判断。

疫痢兼证

【原文】下痢脓血，更加发热而渴，心腹痞满，呕而不食，此疫痢兼证，最为危急。夫疫者胃家事也，盖疫邪传胃十常八九。既传入胃，必从下解，疫邪不能自出，必借大肠之气传送而下，而疫方愈。夫痢者，大肠内事也，大肠既病，失其传送之职，故正粪不行，纯乎下痢脓血而已，所以向来谷食停积在胃，直须大肠邪气将退，胃气通行，正粪自此而下。今大肠失职，正粪尚自不行，又何能与胃载毒而出？毒既不前，羁留在胃，最能败坏真气，在胃一日有一日之害，一时有一时之害，耗气搏血，神脱气尽而死。凡遇疫痢兼证者，在痢尤为吃紧，疫痢俱急者，宜槟芍顺气汤，诚为一举两得。

槟芍顺气汤

专治下痢频数，里急后重，兼舌苔黄，得疫之里证者。

槟榔　芍药　枳实　厚朴　大黄

生姜煎服。

【提要】讨论温疫兼痢疾的病机及治疗。

【精解】温疫和痢疾两种疾病同时罹患，是比较危重的病症。吴氏选用槟芍顺气汤，疫痢兼治。方中以槟榔、厚朴、枳实调气，以芍药行血缓急，以大黄逐邪外出，既治疫又治痢。如果在疫病过程中出现便下脓血、里急后重等邪传肠道的症状，即使不是兼感痢疾，也可以用本方治疗。

【病案举隅】

案　王某某之女，年5岁，麻疹兔后，下利红白，腹痛里急后重，不思饮食。系麻疹后，湿热阻遏所致，以槟芍顺气汤主之。杭芍12g，槟榔片6g，枳壳6g，厚朴6g，木香3g，前仁6g，大黄6g，甘草3g。服后，大便畅利3、4次。

次日复诊，红白痢已减十之八九，仍照上方加减治之。当归12g，杭芍

12g，前仁 6g，莱菔子 5g，槟榔片 6g，黄芩 3g，枳壳 3g，甘草 3g。

第三诊，利止食增，续以下方连服二剂而愈。

党参 12g，黄芪 12g，西砂仁 3g，当归 10g，黑姜 6g，元肉 10g。

吴佩衡.《吴佩衡医案》[M]. 云南人民出版社，1979.

按语： 患者麻疹后湿热内蕴，胃肠积滞，运化传导失司，转为痢疾，故予槟芍顺气汤调气行血，驱邪外出，终获良效。

妇人时疫

【原文】妇人伤寒时疫与男子无二，惟经水适断适来，及崩漏产后，与男子稍有不同。夫经水之来，乃诸经血满，归注于血室[1]，下泄为月水。血室者一名血海，即冲任脉也，为诸经之总任。经水适来，疫邪不入于胃，乘势入于血室，故夜发热谵语。盖卫气昼行于阳，不与阴争，故昼则明了，夜行于阴，与邪相搏，故夜则发热谵语。至夜止发热而不谵语者，亦为热入血室，因有轻重之分，不必拘于谵语也。经曰：无犯胃气及上二焦，必自愈。胸膈并胃无邪，勿以谵语为胃实而妄攻之，但热随血下，故自愈。若有如结胸[2]状者，血因邪结也。当刺期门以通其结。治之以柴胡汤，治之不若刺者功捷。经水适断，血室空虚，其邪乘势传入，邪胜正亏，经气不振，不能鼓散其邪，为难治，且不从血泄，邪气何由即解？与适来之义，有血虚血实之分，宜柴胡养荣汤。新产后亡血过多，冲任空虚，与夫素善崩漏，经气久虚，皆能受邪，与经水适断同法。

【注释】

[1] 血室：含义有冲脉、肝、子宫等不同，此处主要指冲脉。

[2] 结胸：出自《伤寒论》，指因邪气内结致胸腹胀满疼痛。

【提要】讨论妇女月经适来、适断之时感疫的证治。

【精解】《伤寒论》中对邪热入于血室已有明论，一般认为谵语是必见之症，吴氏则认为"但发热而不谵语者，亦为热入血室"。同时提出，经水适断患疫为虚，病机属虚中夹实而以虚为主，故以柴胡养荣汤养血滋阴，和解血室之邪。历代医家一般都认为热入血室属实，吴氏此论足以补充前人所说之不足。当然，单纯从经水之适来和适断来鉴别虚实也有片面之处，应从全身脉证作综合分析。

妊娠时疫

【原文】孕妇时疫，设应用三承气汤，须随证施治，切不可过虑，慎毋惑于参、术安胎之说，病家见用承气，先自惊疑，或更左右嘈杂，必致医家掣肘，为子母大不祥。若应下之证，反用补剂，邪火壅郁，热毒愈炽，胎愈不安，转气传血，胞胎何赖？是以古人有悬钟之喻，梁腐而钟未有不落者。惟用承气，逐去其邪，火毒消散，炎熇[1]顿为清凉，气回而胎自固。当此证候，反见大黄为安胎之圣药，历治历当，子母俱安。若腹痛如锥，腰痛如折，此时未堕欲堕之候，服药亦无及矣，虽投承气，但可愈疾而全母。昧者以为胎堕，必反咎于医也。

或诘余曰：孕妇而投承气，设邪未逐，先损其胎当如之何？余曰：结粪瘀热，肠胃间事也，胎附于脊，肠胃之外，子宫内事也。药先到胃，瘀热才通，胎气便得舒养，是又兴利除害于顷刻之间，何虑之有？但毒药治病，衰去七八，余邪自愈，慎勿过剂耳。

凡孕娠时疫，万一有四损者，不可正治，当从其损而调之，产后同法，非其损而误补，必死。

【注释】

[1] 熇（he 鹤）：火势炽盛貌。

【提要】讨论妊娠患疫的治疗。

【精解】吴氏指出妊娠患疫胎动不安是由于热毒内扰，必须逐其邪而胎自固。并提出"大黄为安胎之圣药"，又强调"慎勿过剂"，体现了吴氏"逐邪为第一要义"和顾护正气的治疗思想。

小儿时疫

【原文】凡小儿感冒风寒、疟、痢等证，人所易知，一染时疫，人所难窥，所以耽误者良多。何也？盖由幼科专于痘疹、吐泻、惊、疳并诸杂证，在伤寒时疫甚略之，一也。古人称幼科为哑科，不能尽罄[1]所苦以告师，师又安能悉乎问切之义，所以但知其身热，不知其头疼身痛也；但知不思乳食、心胸膨胀，疑其内伤乳食，安知其疫邪传胃也？但见呕吐、恶心、口渴、下利，以小儿吐泻为常事，又安知其协热下利也？凡此，何暇致思为时疫，二也。小儿神气娇怯，筋骨柔脆，一染时疫，延挨失治，即便二目上吊、不时惊搐、肢体发痉、十指钩曲、甚则角弓反张，必延幼科，正合渠平日学习见闻之证，是多误认为慢惊风，遂投抱龙丸[2]、安神丸[3]，竭尽惊风之剂，转治转剧。因见不啼不语，又将神门、眉心乱灸，艾火虽微，内攻甚急，两阳相拂，如火加油，红炉添炭，死者不可胜记，深为痛悯。今凡遇疫毒流行，大人可染，小儿岂独不可染耶？但所受之邪则一，因其气血筋骨柔脆，故所现之证为异耳，务宜求邪以治，故用药与大人仿佛。凡五六岁以上者，药当减半，二三岁往来者，四分之一可也。又肠胃柔脆，少有差误，为祸更速，临证尤宜加慎。

小儿太极丸

天竺黄五钱　胆星五钱　大黄三钱　麝香三分　冰片三分　僵蚕三钱

右为细末，端午日午时修合，糯米饭杵为丸，如芡实大，朱砂为衣。凡遇疫证，姜汤化下一丸，神效。

【注释】

[1] 罄（qìng 庆）：器中空。《诗经·小雅·蓼莪》："瓶之罄矣。"引申为完、尽。

[2] 抱龙丸：方出《小儿药证直诀》，由天竺黄、雄黄、朱砂、麝香、陈胆星等组成，有清热化痰、开窍安神作用，主治小儿急惊风。

[3] 安神丸：方出《小儿药证直诀》，由马牙硝、茯苓、麦门冬、山药、寒水石、甘草各五钱，朱砂一两，冰片一字组成，主治热病壮热、面黄烦赤、心虚肝热、神思恍惚。

【提要】讨论小儿温疫的证治。

【精解】吴氏提出，对小儿温疫的治疗务宜"求邪以治"，但小儿脏腑薄弱、形体娇小，故药量有所减少。文中提出用太极丸治疫，但小儿温疫有千变万化，一方难以胜任，似与其"用药与大人仿佛"的观点不合，临床上仍应辨证使用。

主客交

【原文】凡人向有他病尪羸，或久疟，或内伤瘀血，或吐血、便血、咳血，男子遗精、白浊、精气枯涸，女人崩漏、带下、血枯经闭之类，以致肌肉消烁，邪火独存，故脉近于数也。此际稍感疫气，医家病家，见其谷食暴绝，更加胸膈痞闷，身疼发热，彻夜不寐，指为原病加重，误以绝谷为脾虚，以身痛为血虚，以不寐为神虚，遂投参、术、归、地、茯神、枣仁之类，愈进愈危。知者稍以疫法治之，发热减半，不时得睡，谷食稍进，但数脉不去，肢体时疼，胸胁锥痛，过期不愈。医以杂药频试，补之则邪火愈炽，泻之则损脾坏胃，滋之则胶邪愈固，散之则经络益虚，疏之则精气愈耗，守之则日削近死。盖但知其伏邪已溃，表里分传，里证虽除，不知正气衰微，不能托出表邪，留而不去，因与血脉合而为一，结为痼疾也。肢体时疼者，邪与荣气搏也；脉数身热不去者，邪火并郁也；胁下锥痛者，火邪结于膜膈也；过期不愈者，凡疫邪交卸[1]，近在一七，远在二七，甚至三七，过此不愈者，因非其治，不为坏证即为痼疾也。夫痼疾者，所谓客邪胶固于血脉，主客交浑，最难得解，且愈久益固。治法当乘其大肉未消、真元未败，急用三甲散，多有得生者。更附加减法，随其平素而调之。

三甲散

鳖甲　龟甲（并用酥[2]炙黄为末，各一钱，如无酥，各以醋炙代之）　穿山甲（土炒黄为末）五分　蝉蜕（洗净，炙干）五分　僵蚕（白硬者切断，生用）五分　牡蛎（煅为末，五分，咽燥者斟酌用）　䗪虫三个（干者劈碎，鲜者捣烂，和酒少许，取汁入汤药同服，其渣入诸药同煎）　白芍药（酒炒）七分　当归五分　甘草三分

水二钟，煎八分，沥渣温服。若素有老疟或瘅疟者，加牛膝一钱、何首乌一钱，胃弱欲作泻者，宜九蒸九晒；若素有郁痰者，加贝母一钱；有老痰者，加瓜蒌霜五分，善呕者勿用；若咽干作痒者，加花粉、知母各五分；若素燥嗽者，加杏仁捣烂一钱五分；若素有内伤瘀血者，倍䗪虫，如无䗪虫，以干漆炒烟尽为度，研末五分，及桃仁捣烂一钱代之，服后病减半勿服，当尽调理法。

【注释】

[1] 交卸：解除之意。

[2] 酥：指用牛羊乳炼成的油，又称酥油。

【提要】论述"主客交"的症状、病因、病机及治疗。

【精解】温疫病在经过急性期后也有可能转为慢性病变甚至留下后遗证，主客交即属于这类病证。吴氏创制三甲散，组方巧妙，药证合拍。方中用鳖甲、龟甲、穿山甲这三甲为主药，滋阴而入络搜邪；并用蝉蜕、牡蛎、僵蚕、䗪虫通络祛邪息风；又佐当归、白芍滋养阴血；另用甘草益中调和诸药。全方扶正祛邪息风，扶正而不恋邪，祛邪而不伤正，对于久病入络的病证甚为适用。

【病案举隅】

黄某某，男，63岁，1995年3月13日初诊。

［病史］自 1993 年行食道下段肿瘤切除术后。食眠均安感觉良好。但近 3 个月来，夜间左胁疼痛，隐痛绵绵或如虫咬，致夜不安寐。曾到深圳、广州等医院作 CT 扫描及锁餐食道，胃肠透视等多项检查未见异常。

前来就诊，舌下静脉紫暗粗胀曲张，舌淡红、苔薄白，脉弦涩诊为肋间神经痛，症乃术后瘀血渐积、脉络瘀滞所致投三甲散加味。

［方药］柴胡、桃仁、炒穿山甲、炒鳖甲、僵蚕各 10g，土鳖虫 5g，丹参 30g，生甘草 3g。服 3 剂疼痛大减，睡眠渐安，精神好转。再服 3 剂，疼痛消失，继投益气养阴法 5 剂善后而愈。

陈培城. 三甲散验案 3 则［J］. 新中医，1996（10）：18-19.

按语：肝之经脉布于两胁，《灵枢·五邪第二十》谓："邪在肝，则两胁中痛。"此例夜间胁痛，舌下静脉紫暗曲张，脉涩，乃肝经脉络瘀阻，以柴胡、桃仁、丹参疏肝行血，诸虫走窜通络，逐瘀破滞，药证合拍，则络通胁痛止。

调理法

【原文】凡人胃气强盛，可饥可饱。若久病之后，胃气薄弱，最难调理。盖胃体如灶，胃气如火，谷食如薪，合水谷之精微。升散为血脉者如焰，其糟粕下转为粪者如烬，是以灶大则薪多火盛，薪断而余焰犹存，虽薪从续则火亦燃。若些小铛锅[1]，正宜薪数茎。稍多则壅灭，稍断则火绝，死灰而求复燃，不亦难乎？若夫大病之后，盖客邪新去；胃口方开，几微之气，所以多与、早与、迟与，皆不可也。宜先与粥饮，次糊饮，次糜粥，次软饭，尤当循序渐进，毋先后其时。当设炉火，昼夜勿令断绝，以备不时之用，思谷即与，稍缓则胃饥如剡[2]，再缓则胃气伤，反不思食矣。既不思食，若照前与之，虽食难化，弗化则伤之又伤。不为食复者，当如初进法，若更多与，及黏硬之物，胃气壅甚，必胀满难支。若气绝谷存，乃至反复颠倒，形神俱脱而死矣。

【注释】

［1］铛（chēng 撑）锅：铛，烙饼用的平底锅，锅指圆形中凹的炊事用具。铛锅泛指一般锅子。

［2］剡（yǎn 演）：刺、削、锐利，喻疼痛如刺。

【提要】讨论温疫病的愈后调理，主要是饮食的调理。

【精解】温疫病后的调理，最应注意的是饮食。吴氏对温疫病后胃气的恢复十分重视，以胃喻灶，提出先粥饮、次糊饮、次糜粥、次软饭的方法，并认为思谷即与，不思不强与，这是较适当的给食方法。

统论疫有九传治法

【原文】夫疫之传有九，然亦不出乎表里之间而已矣。所谓九传者，病人各得其一，非谓一病而有九传也。盖温疫之来，邪自口鼻而入，感于膜原，伏而未发，不知不觉，已发之后，渐加发热，脉洪而数，此众人相同，宜达原饮疏之。继而邪气一离膜原，察其传变，众人不同者，以其表里各异耳。有但表而不里者，有但里而不表者，有表而再表者，有里而再里者，有表里分传者，有表里分传而再分传者，有表胜于里者，有里胜于表者，有先表而后里者，有先里而后表者，凡此九传，其去病一也。医者不知九传之法，不知邪之处在，如盲者之不任杖，聋者之听宫商，无音可求，无路可适，未免当汗不汗，当下不下，或颠倒误用，或寻枝摘叶，但治其证，不治其邪，同归于误一也。

所言但表而不里者，其证头疼身痛，发热而复凛凛，内无胸满、腹胀等证，谷食不绝，不烦不渴，此邪气外传，由肌表而出，或自斑消，或从汗解，斑者有斑疹、桃花斑、紫云斑，汗者有自汗、盗汗、狂汗、战汗之异。此病气之使然，不必较论，但求得斑得汗为愈疾耳。凡自外传者为顺，勿药亦能自愈，间有汗出不彻而热不退者，宜白虎汤；斑出不透而热不退者，宜举斑汤；有斑汗并行而愈者，若斑出不透，汗出不彻而热不除者，宜白虎合举斑汤。

间有表而再表者，所发未尽，膜原尚有隐伏之邪，或二、三日后，四、五日后，依前发热，脉洪而数，及其解也，斑者仍斑，汗者仍汗而愈，未愈者，仍如前法治之，然亦希有。至于三表者，更希有也。

若但里而不表者，外无头疼身痛，而后亦无三斑四汗，惟胸膈痞闷，欲吐不吐，虽得少吐而不快，此邪传里之上者，宜瓜蒂散吐之，邪从其减，邪尽病已。邪传里之中下者，心腹胀满、不呕不吐，或燥结便闭，或热结傍流。或协热下利，或大肠胶闭，并宜承气辈导去其邪，邪减病减，邪尽病已。上中下皆病者，不可吐，吐之为逆，但宜承气导之，则在上之邪，顺流而下，呕吐立止，胀满渐除。

有里而再里者，愈后二、三日或四、五日，依前之证复发，在上者仍吐之，在下者仍下之，再里者常事，甚有三里者，希有也。虽有上中下之分，皆为里证。

若表里分传者，始则邪气伏于膜原，膜原者，即半表半里也。此传法以邪气平分，半入于里则现里证，半出于表则现表证，此疫家之常事。然表里俱病，内外壅闭，既不得汗，而复不得下，此不可汗，强求其汗，必不可得，宜承气先通其里，里邪先去，邪去则里气通，中气能达表，向者郁于肌肉之邪，乘势尽发于肌表矣，或斑或吐，盖随其性而升泄之也。诸证悉去，既无表里证而热不退者，膜原尚有已发之邪未尽也，宜三消饮调之。

若表里分传而再分传者，照前表里俱病，宜三消饮，复下复汗如前而愈，此亦常事。至有三发者，亦希有也。

若表胜于里者，膜原伏邪发时，传表之邪多，传里之邪少，何以治之？表证多而里证少，当治其表，里证兼之，若里证多而表证少者，但治其里，表证自愈。

若先表而后里者，始则但有表证而无里证，宜达原饮。有经证者，当用三阳加法。经证不显，但发热者不用加法。继而脉洪大而数，自汗而渴，邪离膜原未能出表耳，宜白虎汤辛凉解散，邪从汗解，脉静身凉而愈。愈后二三日后或四五日后，依前发热，宜达原饮。至后反加胸满腹胀，不思谷食，烦渴，舌上胎刺等证，加大黄微利之。久而不去，在上者宜瓜蒂散吐之，如在下者，宜承气汤导之。

若先里而后表者，始则发热，渐加里证。下之里证除，二三日内复发热，反加头痛、身痛、脉浮者，宜白虎汤。若下后热减不甚，三四日后精神不慧，脉浮者，宜白虎汤汗之。

服汤后不得汗者，因精液枯竭也，加人参覆卧则汗解，此近表里分传之证，不在此例。若大下后，大汗后，表里之证悉去，继而一身尽痛，身如被杖，甚则不可反侧，周身骨寒而痛，非表证也，此不必治，二、三日内阳气自回，身痛自愈。

凡疫邪再表再里，或再表里分传者，医家不解，反责病家不善调理，以致反复；病家不解，每责医家用药有误，致病复起。彼此归咎，胥失之矣！殊不知病势之所当然，盖气性如此，一者不可为二，二者不可为一，绝非医家病家之过也。但得病者向赖精神完固，虽再三反复，随复随治，随治随愈。

间有延挨失治，或治之不得其法，日久不除，精神耗竭，嗣后更医，投药固当，现在之邪拔去，因而得效。殊不知膜原尚有伏邪，在一二日内，前证复起，反加循衣摸床，神思昏愦，目中不了了等证，且脉起渐委，大凶之兆也。譬如行人，日间趱行，未晚投宿，何等从容？今则日夜绕道，日暮途长，急难及矣。病家不咎于前医耽误时日，反咎于后医既生之而又杀之，良可叹也！当此之际，攻之则元气几微，是求速死；补之则邪火益炽，精气枯燥；守之则正不胜邪，必无生理矣。

【提要】论述温疫的传变规律。

【精解】吴氏提出疫邪自口鼻而入，客于膜原，分表里九传的观点，是为了与伤寒的六经传变有所区别。疫病九传，其实"不出乎表里之间"，而且并非每种疫病都要经过九传，所以九传只是代表疫病传变的大体趋势，而每种疫病的传变各不同，其治法亦各异。

正名

【原文】《伤寒论》曰：发热而渴，不恶寒者为温病，后人省"氵"加"疒"为瘟，即温也。如病之"證"，后人省文作"证"，嗣后省"言"加"疒"为症。又如滞下，古人为下利脓血，盖以泻为下利，后人加"疒"为"痢"。要之，古无瘟、痢、症三字，皆后人之自为变易耳，不可因易其文，以温、瘟为两病，各指受病之原，乃指冬之伏寒，至春至夏发为温热，又以非节之暖为瘟疫。果尔，又当异证异脉，不然临治之际，何以知受病之原不同也。设使脉病不同，病原各异，又当另立方论治法，然则脉证治法又何立哉？所谓枝节愈繁，而意愈乱，学者未免有多岐之惑矣。夫温者热之始，热者温之终，温热首尾一体，故又为热病即温病也。又名疫者，以其延门阖户，如徭役之役，众人均等之谓也。今省文作"殳"加"疒"为疫。又为时疫、时气者，因其感时行戾气所发也。因其恶厉，又谓之疫疠，终有得汗而解，故燕冀[1]名为汗病。此外，又有风温、湿温，即温病挟外感之兼证，各各不同，究其病则一。然近世称疫者众，书以温疫者，弗遗其言也。后以《伤寒例》及诸家所议，凡有关于温疫，其中多有若误者，仍恐致惑于来学，悉采以正焉。

【注释】

[1] 燕冀：燕指河北北部，冀为河北别称，燕冀泛指今河北省一带。

【提要】讨论与疫病相关的一些病名的概念。

【精解】历代对温病、温疫的各种病名概念较为混乱，吴氏希望把各种病名概念统一起来，但吴氏遇到的温疫病仅是温病中的一小部分，他的温疫学说也只能适用于部分温病，主要是属湿热秽浊性质者，所以不能以偏概全。同时，温疫与温病的概念也不能完全混同，温疫只是温病中的一类病，其特征是传染性较强，并可导致流行，温病则未必都有强烈的传染性。

《伤寒例》正误

【原文】《阴阳大论》云：春气温和，夏气暑热，秋气清凉，冬气冷冽，此则四时正气之序也。冬时严寒，万类深藏，君子固密，则不伤于寒。触冒之者，乃名伤寒耳。其伤于四时之气，皆能为病，以伤寒为毒者，以其最成杀厉之气也。中而即病者，名曰伤寒；不即病者，寒毒藏于肌肤，至春变为温病，至夏变为暑病，暑者，极重于温也。

成注[1]："《内经》曰：先夏至为温病，后夏至为暑病，温暑之病，本于伤寒而得之。"

正误：按十二经络，与夫奇经八脉，无非营卫气血周布一身而营养百骸。是以天真元气无往不在，不在则麻木不仁。造化之机无刻不运，不运则颠倒仆绝。然风寒暑湿之邪，与吾身之营卫，势不两立，一有所干，疾苦作矣，苟或不除，不危即毙。上文所言冬时严寒所伤，中而即病者为伤寒，不即病者，至春变为温病，至夏变为暑病。然风寒所伤，轻则感冒，重则伤寒，即感冒一证，风寒所伤之最轻者，尚尔头疼身痛、四肢拘急、鼻塞声重、痰嗽喘急、恶寒发热，当即为病，不能容隐，今冬时严寒所伤，非细事也，反能藏伏过时而发耶？更问何等中而即病？何等中而不即病？何等中而即病者，头痛如破、身痛如杖、恶寒项强、发热如炙、或喘或呕，甚则发痉、六脉疾数、烦躁不宁，至后传变，不可胜言，仓卒失治，乃致伤生？何等中而不即病者，感则一毫不觉，既而延至春夏，当其已中之后，未发之前，饮食起居如常，神色声气，纤毫不异，其已发之证，势不减于伤寒？况风寒所伤，未有不由肌表而入，所伤皆同营卫，所感均系风寒，一者何其蒙懵[2]，中而不觉，藏而不知；一者何其灵异，感而即发。发而根属同源而异流，天壤之隔，岂无说耶？既无其说，则知温热之原，非风寒所中矣。且言寒毒藏于肌肤之间，肌为肌表，肤为皮之浅者，其间一毫一窍，无非营卫经行所摄之地，即感冒些小风寒，尚不能稽留，当即为病，何况受严寒杀厉之气，且感于皮肤最浅之处，反能容隐者耶？以此推之，必无是事矣。凡治客邪大法，要在表里分明，所谓未入于府者，邪在经也，可汗而已；既入于腑者，邪在里也，可下而已。果系寒毒藏于肌肤，虽过时而发，邪气犹然在表，治法不无发散，邪从汗解。

后世治温热病者，若执肌肤在表之邪，一投发散，是非徒无益，而又害之矣。

凡病先有病因，方有病证，因证相参，然后始有病名，稽之以脉，而后可以言治。假令伤寒、中暑，各以病邪而立名，今热病以病证而立名，上文所言暑病，反不若言热病者，尚可模糊，若以暑病为名，暑为病邪，非感盛夏之暑，不可以言暑病，若言暑病，乃是香薷饮[3]之证，彼此岂可相混？凡客病感邪之重则病甚，其热亦甚，感邪之轻则病轻，其热亦微，热之微、甚，存乎感邪之轻重也。二三月及八九月，其时亦有病重、大热不止，失治而死者。五六月亦有病轻、热微、不药而愈者。凡温病四时皆有，但仲夏感者多，春秋次之，冬时又次之，但可以时令分病之多寡，不可以时令分热之轻重也。

"是以辛苦之人，春夏多温热病者，皆由冬时触寒所致，非时行之气也。凡时行者，春应暖而反大寒，夏应大热而反大凉，秋时应凉而反大热，冬时应寒而反大温。此非其时有其气，是以一岁之中，长幼之病多相似者，此则时行之气也。"

"然气候亦有应至而不至，或有至而太过者，或未应至而至者，此成病气也。"

正误：春温、夏热、秋凉、冬寒乃四时之常，因风雨阴晴稍为损益。假令春应暖而反多寒，其时必多雨；秋应凉而热不去者，此际必多晴；夫阴晴旱潦之不测，寒暑损益安可以为拘，此天地四时之常事，未必为疫。夫疫者，感天地之戾气也。戾气者，非寒、非暑、非暖、非凉，亦非四时交错之气，乃天地别有一种戾气，多见兵荒之岁，间岁亦有之，但不甚耳。上文所言，长幼之病多相似者，此则为时行之气，虽不言疫，疫之意寓是矣。盖缘不知戾气为交错之气而为疫，殊不知四时之气，虽损益于其间，及其所感之病，终不离其本源。假令正二月应暖，偶因风雨交集，天气不能温暖，而多春寒，所感之病，轻则为感冒，重则为伤寒，原从感冒伤寒法治之，但春寒之气，终不若冬时严寒杀厉之气为重，投剂不无有轻重之分，此即应至而不至、至而不去二事也。又如八九月，适多风雨，偶有暴寒之气先至，所感之病，大约与春寒仿佛，深秋之寒，终不若冬时杀厉之气为重，此即未应至而至。即冬时严寒倍常，是为至而太过，所感亦不过即病之伤寒耳。假令夏时多风雨，炎威少息，为至而不及。时多亢旱，烁石流金，为至而太过。太过则病甚，不及则病微，至于伤暑一也。其病与四时正气之序何异耶？治法无出于香薷饮而已。

"其冬时有非节之暖，名曰冬温。"

正误：此即未应至而至也。按冬伤于寒，至春变为温病，今又以冬时非节之暖为冬温。一感于冬寒，一感于冬温，一病两名，寒温悬绝，然则脉证治法又何以耶？夫四气乃二气之离合也，二气即一气之升降也，升极则降，降极则升，升降之极为阴阳离，离则亢，亢气致病。亢气者，冬之大寒，夏之大暑也。将升不升，将降不降，为阴阳合，合则气和，气和则不致病。和气者，即春之温暖，秋之清凉也。是以阴极而阳气来和为温暖；阳极而阴气来和为清凉，斯有既济之道焉。《易》曰：一阴一阳为之道，偏阴偏阳为之疾。得其道，未有反致其疾者。若夫春寒秋热，为冬夏之偏气，倘有触冒之者，固可以为疾，亦无出于感寒伤暑，未可以言疫。若夏凉冬暖，转得春秋之和气，岂有因其和而反致疾者？所以但见伤寒中暑，未尝见伤温和而中清凉也。温暖清凉，未必为病，又乌可以言疫？

"从春分以后至秋分节，天有暴寒者，此皆时行寒疫也。三月四月，或有暴寒，其时阳气尚弱，为寒所折，病热犹轻。五六月，阳气已盛，为寒所折，病热为重。七八月，阳气已衰，为寒所折，病热亦微，其病与温暑相似，但有殊耳。"

正误：按四时皆有暴寒，但冬时感严寒杀厉之气，名伤寒，为病最重，其余三时寒微，为病亦微。又以三时较之，盛夏偶有些小风寒，所感之病更微矣。此则以感寒之重，病亦重而热亦重；感寒之轻，病亦轻而热亦轻。是重于冬而略于三时，至夏而又略之，此必然之理也。上文所言，三四月阳气尚弱，为寒所折，病热犹轻；五六月以其时阳气已盛，为寒所折，病热为重；七八月其时阳气已衰，为寒所折，病热亦微。由是言之，在冬时阳气潜藏，为寒所折，病热更微，此则反见夏时感寒为重，冬时感寒为轻，前后矛盾，于理大违。交春夏秋三时，偶有暴寒所着，与冬时感冒相同，治法无二，但可名感冒，不当另立寒疫之名。若又以疫为名，殊类画蛇添足。

【注释】

[1] 成注：指成无己所著的《注释伤寒论》。

[2] 蒙懵（měng 猛）：糊涂。

[3] 香薷饮：方出《太平惠民和剂局方》，由香薷、厚朴、白扁豆、甘草组成，主治夏月内伤暑湿，表受外寒，阳气为阴邪所遏而发热，恶寒，烦渴，吐泻，腹痛者。

【提要】对王叔和《伤寒例》中的某些观点和概念进行辨别。

【精解】王叔和提出冬伤于寒，寒毒藏于肌肤，至春变为温病，至夏变为暑病的"伏寒化温论"，显然与吴氏戾气致病说病完全不同。同时，王叔和认为温病的流行是"非其时而有其气"所致，而吴氏认为其病因"非四时交错之气，乃天地别有一种戾气"。这一认识是比较正确的，但六淫学说从其临床应用来说，可以指导辨证论治，所以仍具有一定的实用性。

诸家温疫正误

【原文】云岐子[1]："伤寒汗下不愈，过经其证尚在而不除者，亦为温疫病也。如太阳证，汗下过经不愈，诊得尺寸俱浮者，太阳温病也；如身热、目痛、不眠，汗下过经不愈，诊得尺寸俱长者，阳明温病也；如胸胁胀满，汗下过经不愈，诊得尺寸俱弦者，少阳温病也；如腹满、咽干，诊得尺寸俱沉细，过经不愈者，太阴温病也；如口燥、舌干而渴，诊得尺寸俱沉细，过经不愈者，少阴温病也；如烦满、囊缩，诊得尺寸俱微缓，过经不愈者，厥阴温病也。是故随其经而取之，随其经而治之，如发斑，乃温毒也"。

正误：按伤寒叙一日太阳、二日阳明、三日少阳、四日太阴、五日少阴、六日厥阴，为传经尽，七日后传太阳，为过经。云岐子所言伤寒过经不愈者，便指为温病，竟不知伤寒、温病，自是两途，未有始伤寒而终变为温病者。若果温病自内达外，何有传经，若能传经，即是伤寒，而非温病明矣。

汪[2]云："愚谓温与热，有轻重之分，故仲景云：若遇温气，则为温病（此叔和之言，非仲景论）。更遇温热气，即为温毒，热比温尤重故也。但冬伤于寒，至春而发，不感异气，名曰温病，此病之稍轻者也。温病未已，更遇温气，变为温病，此病之稍重者也。《伤寒例》以再遇温气名曰温疫，又有不因冬伤于寒，至春而病温者，此特感春温之气，可名春温，如冬之伤寒、秋之伤湿、夏之中暑相同也。（按《阴阳大论》四时正气之序：春温、夏暑、秋凉、冬寒。今特感春温之气，可名春温，若感秋凉之气，可名秋凉病矣。春温可以为温病，秋凉独不可为凉病乎？以凉病似觉难言，勉以湿证搪塞，既知秋凉病有碍，反而思之，则知春温病殊为谬妄矣。）以此观之，是春之温病有三种不同：有冬伤于寒，至春变为温病者；有温病未已，再遇温气，而为温病者；有重感温气，相杂而为温病者；有不因冬伤于寒，不因更遇温气，只于春时感春温之气而病者。若此三者，

下卷

99

皆可名为温病，不必各立名色，只要知其病原之不同也"。

正误：凡病各有病因，如伤寒自觉触冒风寒，如伤食自觉饮食过度，各有所责。至于温病，乃伏邪所发，多有安居静养，别无他故，倏[3]焉而病。询其所以然之故，无处寻思，况求感受之际，且自不觉。故立论者或言冬时非节之暖，或言春之温气，或言伤寒过经不解，或言冬时伏寒，至春夏乃发（按：冬伤于寒，春必病温，出自《素问》，此汉人所撰，晋王叔和又以述《伤寒例》，盖顺文之误也）。或指冬不藏精，春必病温（此亦汉人所撰，但言斫丧[4]致病，不言因邪致病。即使寓意邪气乘虚，实不言何气使然。夫邪气乘虚，最是切当，然又有童男室女，以无漏之体，富贵享逸，以幽闲之志，在疫亦未能免，事有不可执滞）。又见冬时之温病，与春夏之温疫，脉证相同，治法无异。据云：冬时即病为伤寒，今发于冬时，应作正伤寒，且又实是温病，既是温病，当发于春夏而何又发于冬时！思之至此，不能无疑，乃觉前人所论难凭，条求其所以然之故，既不可言伤寒，又不可言伏寒，即得以冬时非节之暖，牵合而为病原。不思严寒酷暑，因其锋利，人所易犯，故为病最重。至于温暖，乃天地中和之气，万物得之而发育，气血得之而融和，当其肃杀之令，权施仁政，未有因其仁政而反蒙其害者。窃尝较之，冬时未尝温暖，亦有温病，或遇隆冬，暂时温暖，虽有温病感温之由，亦无确据。此不过猜疑之说，乌足以为定论？或言感三春当令之温气为温病，夫春时自应温暖，责之尤其无谓；或言温病复感温气，而为温病，正如头上按头；或言伤寒汗下过经不愈者为温病，则又指鹿为马。《活人》又以夏应暑而寒气折之，责邪在心，为夏温；秋应凉而大热折之，责邪在肺，为秋温，转属支离。陶氏[5]又以秋感温气而为秋温。明是杂证，叙温者络绎，议论者各别，言愈繁杂，而本源愈失，使学者反增亡羊之感[6]，与医道何补？

《活人书》云："夏月发热、恶寒，头疼，身体肢节痛重，其脉洪盛者，热也。冬伤于寒，因暑气而发为热病，治热病与伤寒同，有汗宜桂枝汤，无汗宜麻黄汤，如烦燥宜大青龙汤[7]，然夏月药性须带凉，不可太温，桂枝、麻黄、大青龙须用加减，夏至前桂枝加黄芩，夏至后桂枝、麻黄、大青龙加知母、石膏，或加升麻，盖桂枝、麻黄性热，地暖处，非西北之比，夏月服之，必有发黄、斑出之失。热病三日外，与前汤不瘥，脉势仍数，邪气犹在经络，未入脏腑者，桂枝石膏汤[8]主之。此方夏至后代桂枝证用，若加麻黄，可代麻黄、青龙汤证也。若三月至夏，为晚发伤寒，栀子升麻汤[9]亦暂用之"。（王宇泰[10]述万历癸卯[11]，李氏一婿，应举南下，时方盛暑，伤寒，一太学生新读仲景书，自谓知医，投以桂枝汤，入腹即毙。大抵麻黄、桂枝二汤，隆冬正伤寒之药，施之于温病不可，况于热病乎？）

正误：按《活人》以温热病用桂枝、麻黄，虽加凉药，终未免发散之误，不危幸矣，岂止三日外，与前汤不瘥、脉势仍数而已哉？至此尚然不悟为半里之证，且言邪气犹在经络，仍用桂枝石膏汤，至死无悔。王宇泰及王履[12]非之甚当，是以不用麻黄、桂枝，贤于《活人》远矣。究竟不识温热之源，是以不知用药耳。

春温：《活人书》曰："春应温而清气折之，责邪在肝，或身热头疼，目眩呕吐，长幼率相似，升麻葛根汤[13]、解肌汤[14]、四时通用败毒散"。陶氏曰："交春后至夏至前，不恶寒而渴者为温病，用辛凉之药微解，不可大发汗，急证现者，用寒凉之药，急攻之，不可误汗误下，当须识此，表证不与正伤寒同法，里证同。

夏温：《活人书》曰："夏应暑而寒气折之，责邪在心，或身热头疼、腹满自利，长幼率相似，理中汤[15]、射干汤[16]、半夏桂枝汤"。陶氏曰："交夏至，有头疼发热，不恶寒而渴，此名温病，愈加热者为热病，止用辛凉之药解肌，不宜大汗，里证见者，急攻下，表证不与正伤寒同法，里证治法同"。

秋温：《活人书》曰："秋应凉而大热折之，责邪在肺。湿热相搏，民病咳嗽，金沸草散[17]、白虎加苍术汤[18]。病疸发黄，茵陈五苓散"。陶氏曰："交秋至霜降前，有头疼发热、不恶寒、身体痛、小便短者，名湿病，亦用辛凉之药，加疏利以解肌，亦不宜汗，里证见者，宜攻下，表证不与正伤寒同。"

冬温：《活人书》曰："冬应寒而反大温折之，责邪在肾，宜葳蕤汤[19]"。丹溪[20]曰："冬温为病，非其时有其气者，冬时严寒，君子当闭藏而反发泄于外，专用补药带表药"。

正误：按西北高厚之地，风高气燥，湿证希有，南方卑湿之地，更遇久雨淋漓，时有感湿者。在天地或时久雨，或时亢旱，盖非时令所拘，故伤湿之证，随时有之，不待交秋而后能也。推节庵之意，以至春为温病，至夏为热病，至秋似不可复言温热，然至秋冬，又未免温病，只得勉以湿证抵搪，且湿热杂证，更不得借此混淆。惟其不知温病四时皆有，故说到冬时，遂付之不言，宇泰因见陶氏不言，乃引丹溪述非其时有其气，以补冬温之缺，然则冬时交错之气，又不可以为冬温也。

《活人》但言四时之温，盖不知温之源，故春责清气、夏责寒气、秋责热气、冬责温气。殊不知清、温、寒、热，总非温病之源，每以四时专令之脏而受伤，不但胶柱鼓瑟，且又罪及无辜矣。

【注释】

[1] 云岐子：即张璧，金代人，一说为张洁古之子，著有《云岐子脉法》《脉谈》等。

[2] 汪：一般认为指汪石山，明代人，著有《石山医案》等，但文中引文尚未查到。

[3] 倏（shū 舒）：很快地。

[4] 斫（zhuó 酌）丧：斫，砍、削。丧，指损伤正气，此处指因沉溺酒色而损伤了健康。

[5] 陶氏：指明代医家陶节庵，著有《伤寒六书》等。

[6] 亡羊之感：《列子·说符》中引心都子之语："大道以多歧亡羊，学者以多方丧生。"喻见解不一，学而无所适从，终无所成。

[7] 大青龙汤：方出《伤寒论》，由麻黄、桂枝、甘草、杏仁、石膏、生姜、大枣组成，有发汗解表、清热除烦作用，主治风寒束表，内有郁热，发热恶寒，脉浮紧，身疼痛，无汗而烦躁。

[8] 桂枝石膏汤：方出《类证活人书》，由桂枝、石膏、黄芩、甘草、栀子、白药子、升麻、干葛组成，主治伤寒三日后，与诸汤不瘥，脉仍数，邪在经络，未入脏腑者。

[9] 栀子升麻汤：方出《类证活人书》，由栀子、升麻、生地、柴胡、石膏组成，主治晚发伤寒。

[10] 王宇泰：即明末王肯堂，著有《证治准绳》等。

[11] 万历癸卯：万历为明代神宗年号，万历癸卯为 1603 年。

[12] 王履：字安道，明末医家，著有《医经溯洄集》。

[13] 升麻葛根汤：方出《类证活人书》，由升麻、白芍、甘草、干葛组成，主治伤寒中风，疱疹已发未发等。

[14] 解肌汤：方出《类证活人书》，由葛根、黄芩、芍药、甘草、桂心、麻黄组成，主治伤寒温病，头痛壮热。

[15] 理中汤：方出《类证活人书》，原书中为调中汤，由大黄、黄芩、芍药、葛根、桔梗、藁本、茯苓、白术、甘草组成，主治夏月秋初，暴寒折于盛热，壮热头痛，下利或血，或火，或赤，壮热迷闷，脉数。

[16] 射干汤：方出《类证知人书》，由射干、半夏、杏仁、生姜、甘草、

紫苑、肉桂、枳实、当归、橘皮、独活、麻黄组成，主治夏月初秋时暴寒雨冷，热伏于内，咳嗽曲折不可得气息，喉哑失声，喉中如哽。

［17］金沸草散：方出《类证活人书》，由前胡、荆芥、半夏、赤芍、细辛、甘草、旋覆花组成，主治伤寒中脘有痰，壮热，头痛，项紧，时发寒热。

［18］白虎加苍术汤：方出《类证活人书》，由石膏、知母、苍术、甘草、粳米组成，主治湿温多汗。

［19］葳蕤汤：方出《类证活人书》，由葳蕤（玉竹）、石膏、白薇、麻黄、川芎、葛根、羌活、甘草、杏仁、清木香组成，主治风湿、冬温和春月中风伤寒。

［20］丹溪：即朱震亨，字彦修，后世尊称为丹溪翁，著有《格致余论》《脉因证治》等。

【提要】驳正历史上几位重要医家的温病学术观点。

【精解】历史上对于温病或温疫的成因有许多论述，而吴氏对其中的一些观点提出了异议。如认为云岐子的"伤寒过经不愈为温病"之说是"不知伤寒温病自是两途"；汪石山"春温有三"论是"头上按头""指鹿为马"；朱肱治"温病以麻桂加凉药"是"不知温之源"等等。关于六淫致病的理论，虽然与吴氏的杂气致病说完全不同，但在长期的医疗实践中，已将辨六淫之因融汇到外感热病的辨证施治体系中，因而也不能全盘否认六淫学说的实用意义。同时，吴氏又认为寒邪是伤寒之因，把伤寒与温疫的病因完全对立起来，亦有欠妥之处。

下
卷

方名索引

（按笔画排序）

二画

七成汤·····················55
人参养营汤·················45

三画

三甲散·····················91
三消饮·····················12
大承气汤···················22
小儿太极丸·················90
小承气汤···················22

四画

六成汤·····················55

五画

四苓汤·····················71
白虎汤·····················13
瓜蒂散·····················30
半夏藿香汤·················43

六画

托里举斑汤·················37
芍药汤·····················34
达原饮····················· 6
安神养血汤·················85

八画

抵当汤·····················26

承气养荣汤·················39
参附养营汤·················42

九画

茵陈汤·····················29

十画

桃仁汤·····················57
桃仁承气汤·················26
柴胡汤·····················36
柴胡养荣汤·················39
柴胡清燥汤·················42
调胃承气汤·················22

十一画

黄龙汤·····················44
黄芪汤·····················36
猪苓汤·····················57
清燥养荣汤·················39

十二画

蒌贝养荣汤·················39
犀角地黄汤·················26

十四画

槟芍顺气汤·················87